Helmig/Rajsky

Ernährungslehre kompakt

Weitere Titel in der Reihe Ullstein Mosby kompakt

Borker, Siegfried
Essenreichen in der Pflege
Eine empirische Studie
Ullstein Mosby, Berlin/Wiesbaden 1995
ISBN 3-86126-551-6

Farr/Watkinson
Diabetesschulung und -beratung
Ullstein Mosby, Berlin/Wiesbaden 1996
ISBN 3-86126-581-8

Chenevert, Melodie
Selbstbewußt und selbstsicher
Ullstein Mosby, Berlin/Wiesbaden 1996
ISBN 3-86126-556-7

Brooker, Christine G.
Stuktur und Funktion des menschlichen Körpers
Ullstein Mosby, Berlin/Wiesbaden 1996
ISBN 3-86126-531-1

Roe/Williams
Inkontinenz-Handbuch
Ullstein Mosby, Berlin/Wiesbaden 1997
ISBN 3-86126-606-7

Rainer Helmig
Dieter Rajsky

Ernährungslehre kompakt

ULLSTEIN
MOSBY

Dipl.-Oecotrophologe, Dr. paed. Rainer Helmig, Freiberg
Dipl.-Ing. (FH), Ing.-Päd. Dieter Rajsky, Chemnitz

Bearbeitung: Dr.-med. Julijana Betzel, Ärztin und Journalistin, Frankfurt
Martina Kasper, Medizinjournalistin, Wiesbaden

Die Deutsche Bibliothek – CIP Einheitsaufnahme

Helmig, Rainer:
Ernährungslehre kompakt / Rainer Helmig ; Dieter Rajsky. [Bearb.: Julijana Betzel ; Martina Kasper]. - Berlin ; Wiesbaden : Ullstein Mosby, 1997
(Reihe Ullstein Mosby kompakt)
ISBN 3-86126-565-6

Lektorat: Jürgen Georg, Michael Frowein
Herstellung: Gudrun Kumbartzki
Satz: SATZFABRIK 1035
Druck und Verarbeitung: Paderborner Druck Centrum

ISBN 3-86126-565-6

VORWORT

Die Wissenschaft ist ständig in Bewegung und fast täglich werden neue Erkenntnisse aus Forschung und Lehre veröffentlicht. Sie betreffen nicht nur bestimmte medizinische Richtungen, sondern auch die Ernährungslehre und Diätetik. Der Inhalt dieses Buches richtet sich nach den neuesten wissenschaftlichen Erkenntnissen und Vorgehensweisen in der Diätetik.

Das Ziel war jedoch nicht, jedes Thema genauestens auszuarbeiten – das hätte den Rahmen dieses Buches gesprengt. Vielmehr war es unser Anliegen, ein kompaktes Lehrbuch für den schnellen Überblick zu erstellen.

„Ernährungslehre kompakt" bietet einige Denkansätze, die je nach individuellen Interessen weiter verfolgt werden können. Dies vertieft das Wissen, ohne den Überblick zu verlieren.

Die Verfasser

Erläuterungen zu den Symbolen im Text

Beachte

Lernkontrolle und Übungen

Definition

Hinweis für die Pflegepraxis

INHALTSVERZEICHNIS

1 DIE ERNÄHRUNG

1.1 Einleitung

Was ist Ernährung? Ist sie eine Tätigkeit schlechthin, ein immer wiederkehrendes Bedürfnis oder gar ein bewußt beeinflußbarer Prozeß?
Ernährung hat eine Geschichte und wird durch uns aktiv und interaktiv beeinflußt, so daß es aus wissenschaftlicher Sicht keine absolut verallgemeinerungswürdigen Optimierungsergebnisse geben kann.

1.2 Gesundheit, Krankheit und Ernährung

1.2.1 Ernährung und Gesundheit

Da die Ernährung alle Lebensphasen begleitet, durchläuft der Mensch mit seiner Ernährung verschiedene Prozesse und Zyklen. Der wichtigste Umstand dabei ist das **Wohlbefinden** und die **Gesundheit**. So wie man einerseits durch Ernährung Wohlbefinden erzeugt, nimmt das Wohlbefinden Einfluß auf die Ernährung. Dieses Verständnis setzt allerdings einen Prozeß in Gang, der leider nicht nur positive Seiten besitzt.
Aus der Geschichte wissen wir, daß sich die Menschen entsprechend ihrem Entwicklungsstand sowie gesellschaftlichen und wirtschaftlichen Gegebenheiten auch in der Ernährung angepaßt bzw. ihre Lebensprozesse gestaltet haben. Aufgrund einer sehr häufig unzureichenden oder übermäßigen Ernährung kam und kommt es immer wieder zu Erkrankungen, deren Bedeutung man sich teilweise bis heute nicht bewußt geworden ist. Es ist eine wissenschaftlich bewiesene Tatsache, daß es einen **direkten Zusammenhang** zwischen Ernährung, Gesundheit und Krankheit gibt. Dieser Umstand wird meist erst bewußt, wenn das Wohlbefinden beeinträchtigt ist oder Symptome für bestimmte Erkrankungen auftreten.
Der Ernährungsprozeß wird auf der Basis von Stoffen durch unsere Verdauungs- und Stoffwechselprozesse getragen. Daher können die Zufuhr dieser Stoffe, also Essen und Trinken sowie die Verdauungs- und Stoffwechselprozesse gestört, behindert oder schlimmstenfalls sogar ausgeschaltet werden.
Der menschliche Körper mit seiner differenzierten Zellstruktur erfordert in seiner Komplexität auch komplexe **„Versorgungsprozesse“**. Über die Nahrung sichern wir die Entstehung und Funktionalität unserer Körperzellen hinsichtlich ihrer Versorgung mit Energie, Wasser und essentiellen Nährstoffen. So wie in diesem Prozeß die Zelle versorgt wird, gestaltet sich unser Wohlbefinden bzw. unsere Gesundheit.

Da in unserem gesamten Leben und seinen einzelnen Abschnitten, d. h. vom ungeborenen Leben bis zum Greis, verschiedene Anforderungen an unseren Körper gestellt werden, sind das Studium der Ernährung und die damit verbundenen Prozesse des Wachstums, der

Versorgung und Erneuerung von Zellen von entscheidender Bedeutung. Sie stellen den Kern der Ernährungslehre dar.

Ernährung ist für die Gesundheit von grundlegender Bedeutung geworden, da wir durch unser Leben an uns Höchstforderungen stellen und die Prozesse in unserem Körper teilweise an die Leistungsgrenze gelangen. Mit diesen **Belastungsfaktoren** und dem gesellschaftlich relevanten **Überfluß** an Lebensmitteln in unserem Land erfordert Ernährung heute ein hohes Maß an Einsicht und Disziplin hinsichtlich aller Lebensprozesse und somit Kenntnis über die damit verbundenen Zusammenhänge. Gesundheit ist dabei in der Regel ein wichtiger Bestandteil. Wie statistische Erhebungen belegen, geht Gesundheit in einer Vielzahl sogenannter zivilisationsabhängiger Krankheiten unter. Gesundheit ist eine **Tugend**, für die man etwas tun muß – nicht nur durch Medikamente und ärztliche Behandlung, sondern durch **bewußte Gestaltung** aller Lebensprozesse. Ernährung wird somit zur **Eigentherapie**, zu einem Bestandteil unseres täglichen Lebens.

Unter Berücksichtigung dieser Aspekte ergeben sich drei Betrachtungsebenen bzw. Ziele der Ernährung (Abb. 1).

Diese Ziele lassen sich durch zahlreiche individuelle Faktoren beeinflussen, die unsere Gesundheit nachhaltig beeinflussen.

Die nachfolgenden Erläuterungen dieses komplexen Beziehungsgefüges beziehen sich hauptsächlich auf die Verknüpfung zwischen **Ernährung** und **Gesundheit/ Krankheit**.

Für die Arbeit im Bereich der Pflege muß man die Ernährung zielgerichtet optimieren bzw. als therapiebegleitende Maßnahme verstehen.

1.2.2 Ernährung und Krankheit

Wie bereits erwähnt, handelt es sich bei unserer Ernährung in einer entwickelten industriellen Gesellschaft um einen Optimierungsprozeß mit einer Reihe differenzierter Einflußmöglichkeiten. Dabei kann unser körperliches System – statistisch gesehen – mit bestimmten Veränderungen bis hin zu speziellen Erkrankungen reagieren.

Diese sechs Einflußfelder sind in ihrer gesellschaftlichen Präsenz für die aktive

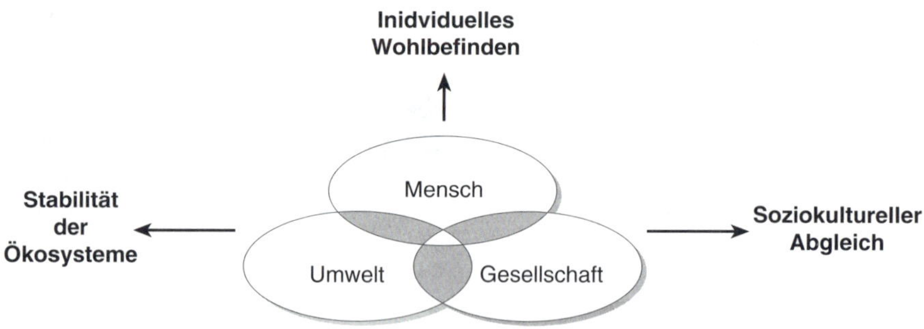

Abb. 1: Ziele der Ernährung

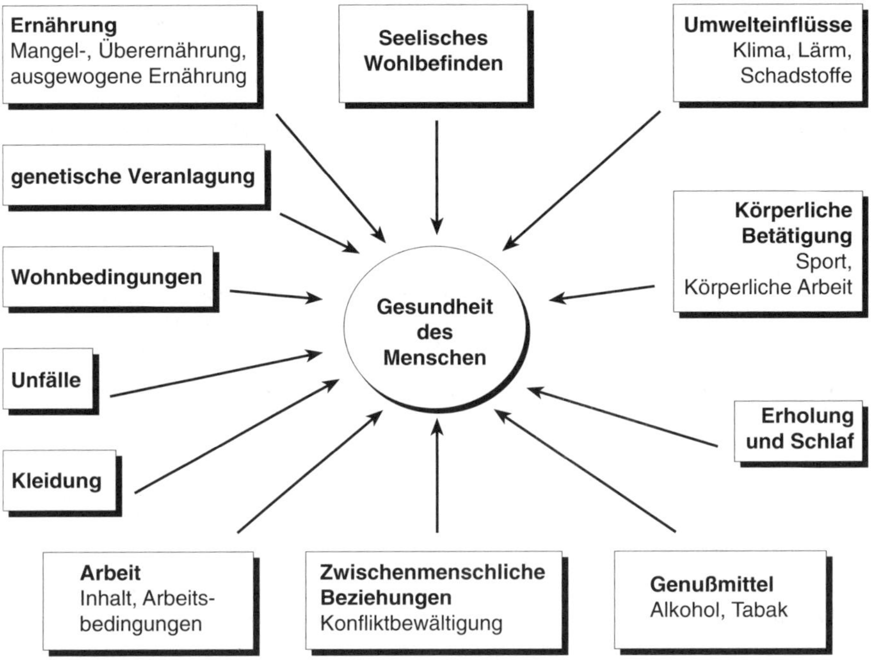

Abb. 2: Einflußfaktoren auf die Gesundheit

Ernährung des Menschen von entscheidender Größe. Hierin begründet eine Vielzahl von Handlungen und Verhaltensweisen, die sowohl Mangel-, aber auch Überernährung als eine der häufigsten Ursachen **ernährungsbedingter** und **ernährungsabhängiger** Erkrankungen bestimmen. Gleichsam einheitlich wirken Produzent, Lieferant, Händler und Konsument auf einen Verbrauch an Lebensmitteln hin – und dies unter verschiedenen Einflußfaktoren.

Wie in einem „Schlaraffenland" können die Menschen ihre vielfältigen Bedürfnisse befriedigen und Essen und Trinken werden so zu teuren Sünden. Immerhin stehen trotz gestiegener Lebenserwartung **Herz- und Kreislauferkrankungen** mit über 50 % aller Todesursachen in der Bundesrepublik an der Spitze. Hinter dieser Sammelbezeichnung verbergen sich Erkrankungen wie Bluthochdruck, Arteriosklerose, Mangeldurchblutung des Herzens, Herzinfarkt, Herzschwäche, Schlaganfall, also Erkrankungen mit vielfältigen Verknüpfungen zum Stoffwechsel.

Drei vermeidbare Ursachen stehen hier im Vordergrund: Über- und Fehlernährung, Nikotin- und Alkoholmißbrauch sowie Bewegungsmangel. In dem Maße, wie innerhalb von rund 90 Jahren die körperliche Schwer- und Schwerstarbeit abnahm, haben Herz- und Kreislauferkrankungen, aber auch Stoffwechselerkrankungen wie Hyperurikämie (Gicht) und Diabetes mellitus zugenommen. Bei näherer Betrachtung stößt man unwill-

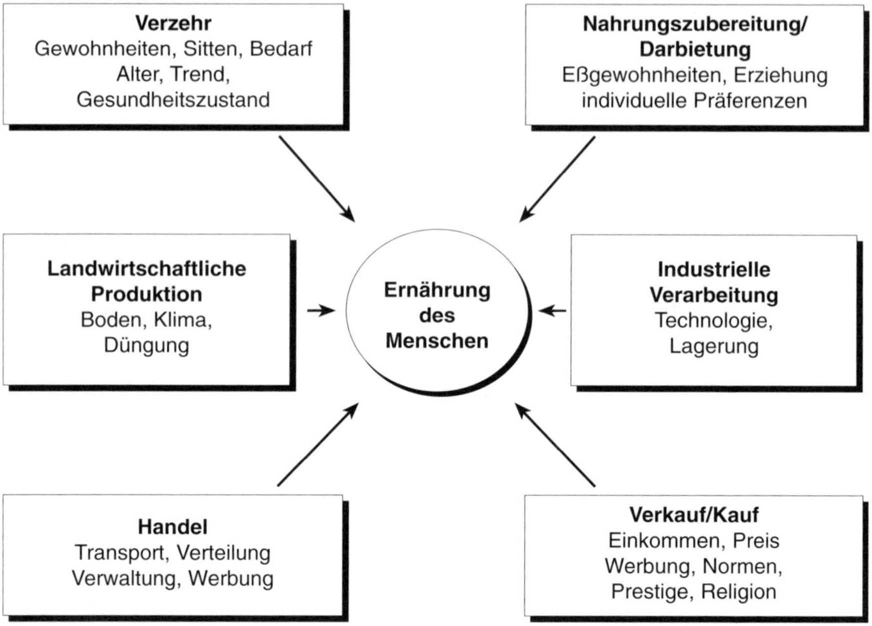

Abb. 3: Einflußfaktoren auf die Ernährung

kürlich auf die Ernährung, die sich über viele Jahre unserer gesellschaftlichen Entwicklung sowohl von der Menge als auch von der Zusammensetzung her verändert hat. Einen negativ Einfluß auf die Gesundheit haben:

- Abnahme pflanzlicher Bestandteile zu Gunsten tierischer Komponenten, insbesondere beim Fett,
- Mangel an Ballaststoffen, Zunahme der Zuckermenge,
- unausgewogenes Verhältnis zwischen der Kohlenhydrat-, Fett- und Eiweißmenge,
- reduzierte Zufuhr von biologisch hochwertigen Nahrungsmitteln, z. B. Kartoffel, Milch, Sojabohnen,
- Zunahme nährstoffschädigender Zubereitungsverfahren,
- Zunahme an Konservierungs-, Farb- und Aromastoffen in den Lebensmitteln.

Viele gesundheitliche Veränderungen bis hin zu manifestierten Erkrankungen weisen bereits chronischen Charakter auf und sind teilweise auch nicht heilbar. Immerhin geht man davon aus, daß dies bei 60 % aller chronischen Erkrankungen direkt oder indirekt auf Ernährungsfolgen zurückzuführen ist.
Im Zusammenhang mit Ernährung und Krankheit unterscheidet man drei grundlegende Wege, die zwangsläufig zu Krankheiten führen: Mangelernährung, Unterernährung und Fehlernährung.

Mangelernährung

Mangelernährung bzw. Unterernährung ist durch das Fehlen bzw. den chronischen Mangel einzelner Nährstoffe oder Nährstoffgruppen charakterisiert, die zu erheblichen Einschränkungen der Gesundheit führen. Bei schwerer Mangelernährung spricht man von Unterernährung.

Man unterscheidet zwei Formen:

- Kwashiorkor: Eiweißmangelernährung,
- Marasmus (oder PEM: P = Protein, E = Energie, M = Malnutrition): Energie- und Eiweißmangelernährung.

Bei erheblichen Einschränkungen im Nährstoffangebot treten **Abmagerungen** und **Auszehrungen** auf (Abbau der Depotfette und des Muskeleiweißes), Sehstörungen durch Vitamin-A-Mangel, erhöhte Infektionsanfälligkeit und Verdauungsstörungen.
Die Mangelernährung schließt auch die unzureichende Zufuhr von Vitaminen und Mineralstoffen ein.

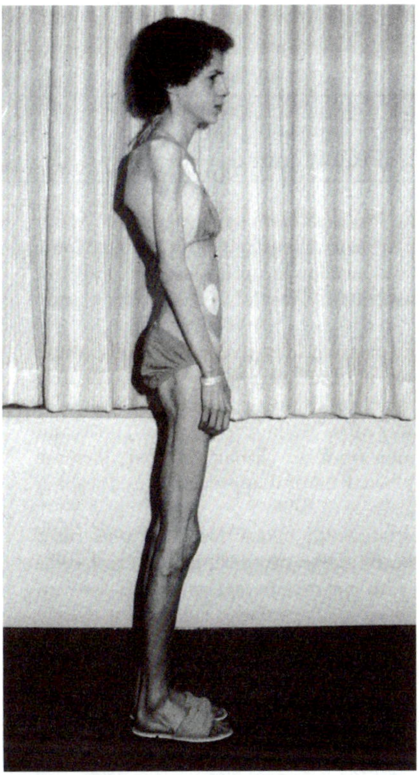

Abb. 4: Patientin mit Anorexia nervosa

Avitaminosen *sind Erkrankungen durch das völlige Fehlen einzelner Vitamine, z. B. Skorbut (Fehlen des Vitamin C).*

Hypovitaminosen *bezeichnen Erkrankungen durch Vitaminmangel, nicht jedoch durch völliges Fehlen eines Vitamins, z. B. Nachtblindheit bei Vitamin-A-Mangel. Der Übergang von Hypovitaminosen zu Avitaminosen ist fließend.*

Die Symptome des Mineralstoffmangels sind je nach dem fehlenden Substrat unterschiedlich. Die häufigsten Mangelerscheinungen sind Hypokalzämie und Jodmangel.

Hypokalzämie *resultiert aus dem chronischen Mangel an Kalzium. Dieser führt in schweren Fällen zur Tetanie (Muskelkrämpfe) und zur Entmineralisierung der Knochen. Beim*

Kind wird diese Erkrankung auch **Rachitis** *genannt, beim Erwachsenen* **Osteomalazie**.

Bei **Jodmangel** *wird der Körper nicht ausreichend mit Jodionen aus der Nahrung versorgt. Dies führt zu einer unzureichenden oder fehlenden Bildung des Schilddrüsenhormons Thyroxin und damit zur Unterfunktion der Schilddrüse. Es kommt zur chronischen Schilddrüsenvergrößerung (Kropf).*

Überernährung

Unter **Überernährung** *versteht man den permanenten Verzehr größerer Mengen an Nahrung und einem damit verbundenen Überangebot an Nährstoffen für einen längeren Zeitraum.*

Überernährung führt zu einem vermehrten Fettansatz in Form von Depotfetten und möglicherweise daraus resultierenden Folgeerkrankungen an den Stoffwechselorganen. Die häufigste Erkrankung infolge systematischer Überernährung ist die **Adipositas** (Fettsucht). Darüber hinaus kann die Anhäufung bestimmter Nährstoffe eine Vielzahl von negativen Effekten bedingen. Dies erfolgt über die Verknüpfung mit den Stoffwechselvorgängen. Beispiele:

- **Natriumüberschuß** in der Nahrung: Zusammenhang mit arteriellem Bluthochdruck;
- **Eiweißüberschuß** in der Nahrung: Eiweißvergiftung möglich!
- **Vitaminüberschuß** in der Nahrung: Vergiftung innerer Organe und der Haut.

Erkrankungen durch ein Überangebot an Vitaminen nennt man Hypervitaminosen.

Hypervitaminosen *sind Erkrankungen durch einen großen Überschuß an Vitaminen, die für den Stoffwechsel nicht benötigt werden. Hypervitaminosen sind bei ausgewogener Ernährung sehr selten.*

Fehlernährung

Fehlernährung *ist ein komplex zu betrachtendes System unausgewogener, unzureichender, falscher und dem persönlichen Wohlbefinden sowie dem Beschwerdeverlauf unangemessener Verhaltensweisen.*

Fehlernährung tritt häufig bei selbst durchgeführten Diäten und in Notsituationen (z. B. Streß) auf. Die Problematik der Fehlernährung erschwert medizinische Behandlungen und den Therapieweg. Ansatzpunkt ist deshalb die Umstellung der Ernährung bzw. eine medizinisch indizierte **Ernährungstherapie.**

1.2.3 Ernährung als Therapie

Ernährung kann und muß in den Ablauf einer medizinischen Behandlung einbezogen werden. Das geschieht vor allem dann, wenn Beschwerden und spezielle Krankheitsverläufe direkt mit der Ernährung in Verbindung gebracht werden müssen.

Im allgemeinen muß man ohnehin davon ausgehen, daß eine moderne Medizin ohne ernährungstherapeutische Ansätze heute nicht mehr auskommen kann. Bei der Umsetzung dieses Anliegens sind zwei Aufgaben zu realisieren:

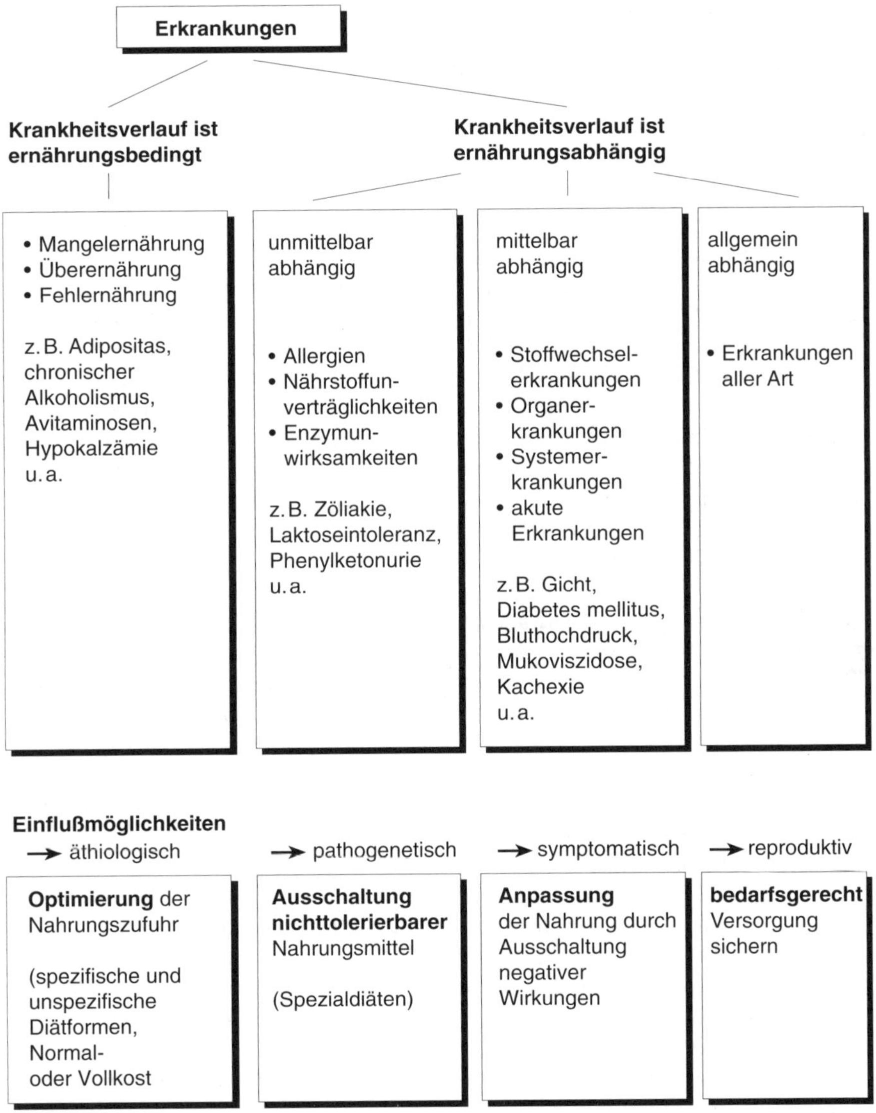

Abb. 5: Zusammenfassende Darstellung des Zusammenhanges zwischen Erkrankung und Ernährung

1. **Verhaltenssteuerung** des Patienten zur bewußten Umsetzung der anzuwendenden Ernährung durch psychotherapeutische Maßnahmen und

2. **praktische Umstellung** der Kostformen durch das Fachpersonal (ärztliche Anordnung) je nach medizinischer Indikation.

Bei besonders schwerwiegenden Erkrankungen, insbesondere bei schweren Systemerkrankungen, z. B. Herz- und Kreislauferkrankungen, und bei der Behandlung von Problempatienten ist die Verknüpfung dieser beiden Punkte sehr wichtig.
Der in Abbildung 6 dargestellte Kreislauf zeigt den „Teufelskreis“ zwischen Depression und Ernährung sowie umgekehrt zwischen Ernährung und Depression. Er zeigt sowohl die bewußten Änderungen des Ernährungsablaufs und -verhaltens als auch die daraus resultierenden körperlichen Folgen auf. Nur durch bewußten Einfluß auf die Ernährung ist einerseits eine organisch-medizinische Behandlung und andererseits eine psychische Betreuung möglich.

Im Pflegeprozeß ist eine psychische Betreuung sowie eine positive Einflußnahme auf die Nahrungsaufnahme von entscheidender Bedeutung.

1.2.4 Soziale Aspekte der Ernährung

Wie bereits erwähnt, ist der Prozeß der Ernährung eingebettet in unser gesamtes soziales Umfeld als Teil der menschlichen Gesellschaft. Unsere **Erziehung** beginnt bereits als Neugeborenes. Das Stillen setzt eine sehr enge, sozial geknüpfte Verbindung zwischen Mutter und Kind voraus. Mit dem **Körperkontakt** wird die Nahrungsaufnahme in ein soziales Feld gestellt. Die aufgenommene Nahrung prägt den Menschen frühzeitig auf bestimmte Nahrungsstoffe und bestimmt damit das Ernährungsverhalten, z. B. ein früh geprägter Süßegeschmack begleitet den Menschen mehr oder weniger ein Leben lang.

Das soziale Umfeld wird darüber hinaus durch die Eltern bzw. Großeltern, deren Lebens- und Verhaltensweisen, wie Religion, Tradition usw. sowie durch andere Personen (Gleichaltrige, Lehrer, Mitarbeiter u. a.) und der sich daraus ergebenden Konflikte geprägt. Es bilden sich **Präferenzen** für bestimmte Nahrungsmittel heraus. Außerdem wird man mit **Toxinen** (Giften) konfrontiert wie Nikotin und Alkohol, aber auch mit **kontaminanten** Stoffen (unabsichtlich in die Nahrung gelangten Stoffe), z. B. Toxine von schädlichen Mikroorganismen (z. B. Aflatoxine der Schimmelpilze).
Die Beschaffung der Nahrung, deren Zubereitung und Verzehr in all ihren Beziehungen zur Befriedigung elementarer Bedürfnisse ist ein entscheidender Aspekt.

Im Prozeß der individualisierten Kranken- und Altenpflege sind soziokulturelle Aspekte der Ernährung im Hinblick auf den therapeutischen Ansatz schwer umsetzbar. In jedem Fall muß die Würde des Menschen unantastbar bleiben.

1.2.5 Die Welternährungssituation

Die Ernährungssituation in der Welt ist insgesamt gesehen dramatisch. Mit der gegenwärtigen Bevölkerungsentwicklung von derzeit rund 5,8 Milliarden Menschen ist im Jahre 2006 mit 7 Milliarden und im Jahr 2018 mit rund 8 Milliarden Menschen zu rechnen. Die Welternährung zeigt dabei zwei Extreme:

- Ungefähr 5 Milliarden Menschen leben in Entwicklungsländern mit einem Nahrungsmittelmangel.
- Rund 1 Milliarde Menschen lebt in den entwickelten Industrieländern, in

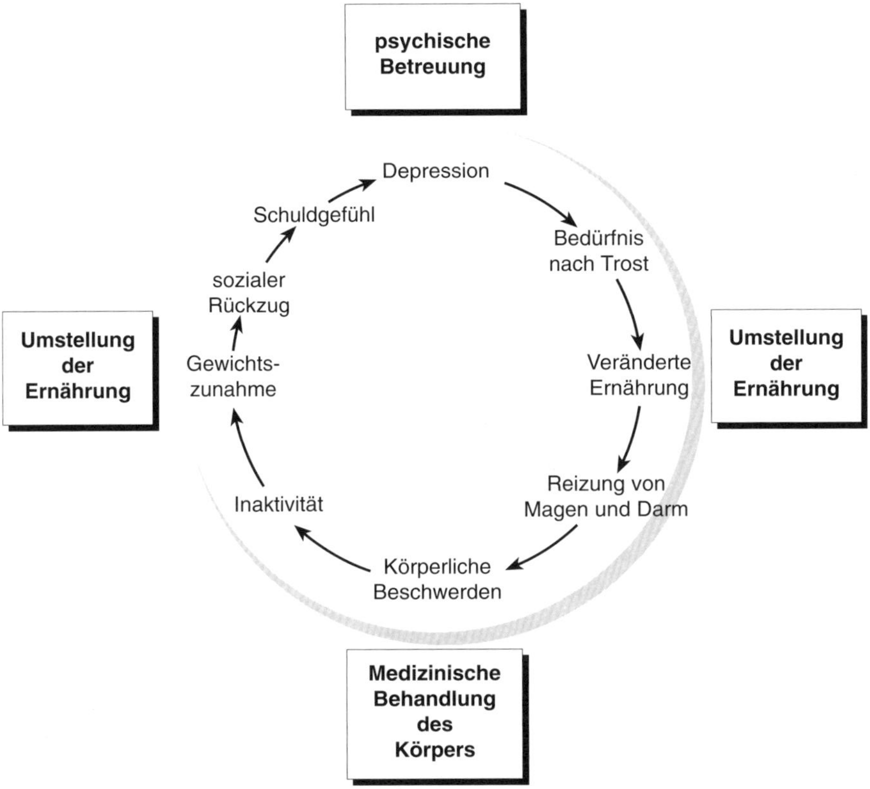

Abb. 6: Zusammenhang zwischen dem psychischen und physischen Teil der Ernährungstherapie

denen – global gesehen – das Problem der Überernährung auftritt. Besonders betroffen sind ältere Menschen und Kinder.

Aus medizinischer Sicht leiden die Menschen an chronischer **Unterernährung** infolge des Mangels an eiweiß- und energiespendenden Grundnahrungsmitteln sowie an Vitamin- und Mineralstoffmangelerscheinungen. Die Ursachen sind vielfältig:

- Hungersnöte durch Umwelt- und Naturkatastrophen (Überschwemmungen, Dürre, Heuschreckenplagen),
- unterentwickelte Land- und Forstwirtschaft, fehlende Industrie,
- geringe Verdienstmöglichkeiten, zu teure Nahrungsmittelprodukte und zu geringes Angebot.

Die Unterernährung hat viele Folgen, u. a. ist die Säuglings- bzw. Kindersterblichkeit hoch sowie schwere und epidemische Infektionskrankheiten können sich verbreiten. Viele Organisationen haben den Kampf gegen diese Situation aufgenommen: Er reicht von Projekt- und Programmhilfen über Lebensmittelhilfen bis hin zur Ausbildung und Beratung hinsichtlich Gesundheit und Ernährung.

Lernkontrolle und Übungen

1. Welcher Zusammenhang besteht zwischen unserer Ernährung und unserem Wohlbefinden?

2. Können wir bestimmte körperliche und gesundheitliche Beschwerden mittels unserer Ernährung beeinflussen?

3. Erläutern Sie an einem Beispiel, welche therapeutischen Einflußmöglichkeiten es gibt?

4. Definieren Sie den Begriff „Ernährungslehre“!

5. Nennen Sie unsere gegenwärtig am häufigsten verbreiteten Erkrankungen und begründen Sie das!

6. Was verstehen Sie unter einer „Avitaminose“ und nennen Sie ein Beispiel?

7. Welcher Zusammenhang besteht zwischen unserem psychischen Wohlbefinden und unserer Ernährung?

8. Wodurch ist gegenwärtig unsere Welternährungssituation gekennzeichnet?

2 DIE NAHRUNG

2.1 Nahrungsmittel

Um lebensfähig zu bleiben, muß sich der Mensch **regelmäßig** ernähren. Dazu benötigt er eine Vielzahl unterschiedlichster Nahrungsmittel, um eine adäquate Zufuhr der benötigten Nährstoffe zu erhalten. Eine **gezielte Auswahl** von Lebensmitteln ist ebenso wichtig wie dessen Zubereitung.
Ein Sprichwort sagt: „Der Mensch lebt nicht, um zu essen, sondern er ißt, um zu leben".
Die Lebensmittel können vom Menschen roh oder in gegartem Zustand gegessen bzw. getrunken werden. Roh verzehrt werden im allgemeinen Obst und Gemüse, Milch ab Hof (Rohmilch und Rohmilcherzeugnisse) und zum Teil Fleisch als Hackepeter oder Tatar (aus hygienischer und gesundheitlicher Sicht allerdings nur beschränkt tauglich; in der gemeinschaftlichen Verpflegung nicht gestattet).

Vorsicht beim Verzehr von rohem Fleisch! Rechtsvorschriften beachten!

Die Nahrungsmittel stehen in deutlicher Abgrenzung zu den Genußmitteln, den Arzneimitteln und den diätetischen Lebensmitteln. **Arzneimittel** dienen zur Unterstützung der Heilung von Krankheiten. **Diätetische Lebensmittel** wie Säuglingsnahrung, Diabetiker-Lebensmittel, Reduktionsdiäten etc., haben spezielle Wirkungen im Körper. **Genußmittel** üben eine anregende Wirkung auf das Nerven- und Verdauungssystem oder die Geschmacksorgane aus und werden vorwiegend zu diesem Zweck eingesetzt oder konsumiert.

Genußmittel können toxisch wirken und sind für Kinder nicht bestimmt.

Nahrungsmittel bestehen aus einer Vielzahl von Lebensmitteln, die gesetzlich definiert sind (LMBG in der Bekanntmachung vom 8. Juli 1993, § 1, Abs. 1).

„Lebensmittel im Sinne dieses Gesetzes sind Stoffe, die dazu bestimmt sind, in verändertem, zubereitetem oder verarbeitetem Zustand vom Menschen verzehrt zu werden; ausgenommen die Stoffe, die überwiegend dazu bestimmt sind, zu anderen Zwecken als zur Ernährung oder zum Genuß verzehrt zu werden".

Einteilungsordnung der Nährstoffe
- Nährstoffe für den Körperaufbau: Eiweiße, Mineralstoffe, Wasser
- Nährstoffe für die Körperenergie: Kohlenhydrate, Fette, Eiweiße
- Nährstoffe für den Körperschutz: Vitamine, Mineralstoffe

Aufbaustoffe bilden und halten die Substanz des Körpers aufrecht. **Energiestoffe** (Brennstoffe) liefern dem Körper Wärmeenergie und Energie für die Arbeit und Bewegung. **Schutzstoffe** steu-

Tab. 1: Nahrungsinhaltsstoffe

Grundnährstoffe	Nahrungsbegleitstoffe
Eiweiße	Ballaststoffe
Fette	Aromastoffe
Kohlenhydrate	Geschmacksstoffe
Vitamine	Frabstoffe
Mineralstoffe	Enzyme etc.

Tab. 2: Nahrungsbestandteile und deren Aufgaben im Körper

Nahrungsbestandteile	Zentrale Aufgabe im Körper
Kohlenhydrate	Brennstoffe
Fette	Brennstoffe
Eiweißstoffe	Baustoffe
Vitamine	Schutzfunktion und Reglerstoffe
Mineralstoffe	Baustoffe und Reglerstoffe
Ballaststoffe	Quellfunktion
Wasser	Lösungs-, Transport- und Quellmittel
Enzyme und andere Bestandteile (Aroma-, Farbstoffe)	Stoffwechselförderung

ern Körperfunktionen (Stoffwechsel) und schützen den Körper (Immunstoffe).

Lebensmittel bestehen aus einer Reihe von Nahrungsbestandteilen, die im einzelnen besondere Aufgaben im Körper erfüllen.

2.1.1 Pflanzliche Nahrungsmittel

Pflanzliche Nahrungsmittel sind Lebensmittel, die aus Pflanzen und Pflanzenteilen gewonnen werden.

Man spricht von pflanzlichem Fett, pflanzlichem Eiweiß oder pflanzlichen Kohlenhydraten. In der Regel sind die Nährstoffe aus pflanzlichen Stoffgruppen als ernährungsphysiologisch wertvoller zu betrachten.

2.1.2 Tierische Nahrungsmittel

Tierische Nahrungsmittel sind Lebensmittel, die aus den verschiedenen Bestandteilen des Tierkörpers gewonnen werden.

Man spricht von tierischem Fett, tierischem Eiweiß oder tierischen Kohlenhydraten (Glykogen im Muskelfleisch und in der Leber). Tierische Fette (Schmalz, Talg, fettes Fleisch, Speck) sind ernährungsphysiologisch weniger wertvoll als pflanzliche Fette.

2.2 Heilpflanzen als Nahrungsmittel

Es würde den Rahmen dieses Buches sprengen, würde man alle Heilpflanzen und deren Wirkungen auf den Menschen oder auf den Ablauf der Funktionen im menschlichen Körper beschreiben. Fest steht zweifelsfrei, daß sehr viele Heilpflanzen einen **positiven Effekt** auf unsere Gesundheit ausüben. Viele ältere Literaturstellen beschreiben sehr deutlich die Wirkung der Heilpflanzen und deren Einsatz bei der **Heilung** von Krankheiten und Gebrechen. Aus diesem Grunde sind diese Theorien nicht generell abzulehnen. Vielmehr sollte man sich heute mehr denn je auf die Bedeutung der Heilpflanzen und Heilkräuter besinnen und diese gezielt im täglichen Gebrauch einsetzen. Aber nicht nur die Heilpflanzen, sondern auch die tägliche Nahrung hilft bei der Unterstützung von Heilungsprozessen.

Heilpflanzen sind eine wichtige Ergänzung in der täglichen Ernährung und oftmals eine Bereicherung des Speisezettels.

Im Auftrag des Deutschen Vereins für Gesundheitspflege e. V. hat Dr. med. Ernst Schneider ein Buchband mit dem Titel „Nutze die Heilkraft unserer Nahrung" herausgegeben. In diesem Buch werden auf über 600 Seiten die Wirkungen der Nahrung auf den Menschen beschrieben. Es ist nicht möglich, die Wirkungsweise der Nahrung als Heilkraft an dieser Stelle ausführlich zu behandeln. Nachfolgendes Zitat aus dem Vorwort soll die Wichtigkeit dieses Themas betonen:
„Die alte Erkenntnis, daß unsere Nahrungsmittel zugleich Heilmittel und unsere Heilmittel häufig Nahrungsmittel sind, muß neu entdeckt werden. Leistungsfähigkeit und Wohlbefinden sind ohne gesunde und heilkräftige Nahrung gar nicht denkbar. Das wird sehr leicht einsichtig, wenn man weiß, daß alles, was sich mit und in unserem Körper abspielt, ganz wesentlich davon abhängt, was wir dem Organismus an Lebensmitteln, also Mittel zum Leben, zuführen, ..." Ebenso erstaunlich ist aber eine Entdeckungsreise in die Welt unserer Nahrungsmittel selbst, wobei man erkennt, daß diese nicht nur gesundheitliche, sondern häufig auch bisher noch völlig unbeachtet gebliebene heilende Kräfte bergen."

2.3 Nährstoffe

2.3.1 Kohlenhydrate

Einteilung

Monosaccharide (Einfachzucker)
↓ • Glukose • Fruktose • Galaktose • Ribose

Disaccharide (Zweifachzucker)
↓ • Saccharose • Laktose • Maltose

Polysaccharide (Vielfachzucker)
↓ • Stärke • Dextrin • Glykogen • Pektin • Zellulose

Ribose ist ein nicht vergärbares Monosaccharid und Baustein zahlreicher Naturstoffe wie RNS.

Tab. 3: Nahrungsmittel und deren Wirkung im Körper

Nahrungsmittel	Wirkungen im Körper
Olivenöl	Senkung des Cholesterinspiegels
Obst und Gemüse	Stärkung des Immunsystems
Rohkost	Verdauungsförderung
Rotwein (in Maßen)	Förderung der Blutbildung
Bier (erwärmt)	Förderung des Nierensteinabgangs
Reis	Entwässerung des Körpers

Funktion

Kohlenhydrate haben im Körper spezifische und unspezifische Aufgaben. Zu den **unspezifischen Aufgaben** zählt die Energielieferung. Nervenzellen und die Erythrozyten können ihre benötigte Energie nur aus Glukose gewinnen. Der tägliche Bedarf liegt bei ca. 100 bis 150 g Glukose. Werden dem Körper zu wenig oder keine Kohlenhydrate zugeführt, muß Fett in Kohlenhydrat umgebaut werden. Die Kohlenhydrate sind die **Hauptenergielieferanten**, die Fette dagegen die Energielieferanten 2. Ordnung.

Für kurze Zeit (ca. 24 Stunden) wird Glukose in der Leber in Form von Glykogen gespeichert. Ebenso erfogt eine Speicherung im Muskel, um als Energiereserve jederzeit verfügbar zu sein. Zuviel aufgenommene Kohlenhydrate werden im Körper in Fett umgewandelt und in Form einer Fettzelle gespeichert.

Zu den **spezifischen Aufgaben** der Kohlenhydrate zählt der Aufbau von Glykoproteiden. Das sind

- Schleimstoffe (Mucine),
- Heparin,
- Bestandteile des Bindegewebes,
- spezifische Substanzen der Blutgruppen.

Kohlenhydrate enthalten keine lebensnotwendigen (essentiellen) Stoffe.

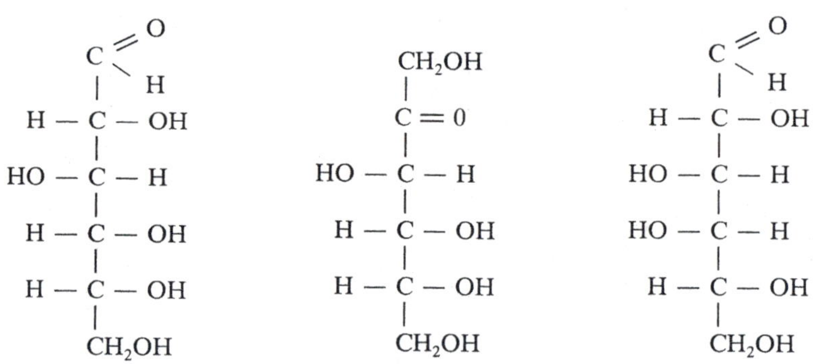

Glucose Fructose Galaktose

Abb. 7: Chemische Formeln einiger Zucker

Dadurch ist es möglich, auf bestimmte Gruppen der Kohlenhydrate ganz zu verzichten, wie Saccharose, Maltose oder Dextrin.

2.3.2 Fette

Fette (Lipide) sind immer Gemische aus einem Glyzerin- und Fettsäureteilen.

Fettbegleitstoffe (Lipoide) sind dem Fett verwandte Stoffe. Ihre Eigenschaften sind den Lipiden ähnlich. Vorkommen: Wachse auf Obst (Apfel, Birne, Banane) und Gemüse (Gurke, Tomate, Paprika).
Zu den fettähnlichen Stoffen (Lipoide) gehören auch die **Carotine**, d. h. Provitamine (Vorstufen) des Vitamin A. Der Körper baut Provitamin A in Vitamin A um. Am bekanntesten ist der rote Farbstoff, Beta-Carotin, der hauptsächlich im Spinat, in Möhren und im Eigelb vorkommt.

Gesättigte Fettsäuren

Gesättigte Fettsäuren sind Fette mit voller Absättigung der H-Atome. Es liegen keine Doppelbindungen vor.

Fette werden eingeteilt in

- Fette mit **kurzkettigen** Fettsäuren,
- Fette mit **mittelkettigen** Fettsäuren und
- Fette mit **langkettigen** Fettsäuren.

Die Fette mit mittelkettigen Fettsäuren (8 bis 12 C-Atome) werden als MKT-Fette (MKT = mittelkettige Triglizeride) bezeichnet. Wichtig für diese Fette ist die Eigenart, daß sie über den Pfortaderkreislauf direkt in die Leber gelangen. So umgehen sie den Weg über die Lymph- und Blutbahn.

Mit diesen einfachen Formeln für

- gesättigte Fettsäuren: $C_n\ H_{2n+1}$ COOH und
- ungesättigte Fettsäuren: $C_n\ H_{2n-1}$ COOH

lassen sich die Fettsäuren leicht in die entsprechende Gruppe einordnen.
Beispiele:
1. Gesättigte Fettsäure: C_3H_7COOH (tierisches Fett, Buttersäure)
2. Ungesättigte Fettsäure: $C_{17}H_{31}COOH$ (pflanzliches Fett, Linolsäure)

Ungesättigte Fettsäuren

Man spricht von ungesättigten Fettsäuren, wenn nicht alle C-Atome vollständig mit H-Atomen abgesättigt sind. An diesen Stellen entstehen Doppelbindungen.

$$
\begin{array}{l}
CH_2 - O - CO - CH_2 - CH_2 - CH_3 \\
| \\
CH - O - CO - CH_2 - CH_2 - CH_3 \quad + \quad 3H_2O \\
| \\
CH_2 - O - CO - CH_2 - CH_2 - CH_3
\end{array}
$$

Abb. 8: Chemische Formel eines Fettmoleküls

Tab. 4: Die wichtigsten gesättigten Fettsäuren sind (nach Rapoport)

Anzahl der C-Atome	Trivialname	Summenformel	Vorkommen
4	Buttersäure	C_3H_7COOH	Milchfett
6	Kapronsäure	$C_5H_{11}COOH$	Milchfett
8	Kaprylsäure	$C_7H_{15}COOH$	Milchfett
10	Kaprinsäure	$C_9H_{19}COOH$	Milchfett
12	Laurinsäure	$C_{11}H_{23}COOH$	Milchfett, Samenfette
14	Myristinsäure	$C_{13}H_{27}COOH$	tierische Fette
16	Palmitinsäure	$C_{15}H_{31}COOH$	in Naturfetten
18	Stearinsäure	$C_{17}H_{35}COOH$	tierische Fette
20	Arachinsäure	$C_{19}H_{39}COOH$	tierische Fette (Fischöl)

Doppelbindung: – C = C –

Ungesättigte Fettsäuren können durch Verdauungsenzyme besser aufgespalten werden und sind somit leichter verdaulich. Sie kommen hauptsächlich in Ölen vor. Fischöl enthält zudem die wertvolle Arachidonsäure.
Insbesondere die mehrfach ungesättigten Fettsäuren haben eine positive Wirkung auf den Cholesteringehalt, da dieser gesenkt wird.

Einteilung der Fette
Fette lassen sich nach unterschiedlichen Gesichtspunkten einteilen, z. B. nach der

- Herkunft (tierisches oder pflanzliches Fett),
- Festigkeit (Absättigung der Fettsäuren),
- Funktion im Organismus (Organ- und Depotfett),
- Art des Fettes (Lipide und Lipoide).

Die Einteilung nach der Konsistenz bezieht immer die Verdaulichkeit mit ein: Je flüssiger ein Fett ist, umso niedriger liegt sein Schmelzpunkt und umso verdaulicher ist es.

Einteilung nach der Konsistenz:

- Feste Fette: 20 bis n C-Atome; Beispiel: Talg, Schmalz
- Halbfeste Fette: 10 bis 18 C-Atome; Beispiel: Butter, Margarine
- Flüssige Fette: 2 bis 8 C-Atome; Beispiel: Öl

Tab. 5: Die wichtigsten ungesättigten Fettsäuren sind (nach Rapoport)

Anzahl der C-Atome	Trivialname	Summenformel
18	Ölsäure	$C_{17}H_{33}COOH$
18	Linolsäure	$C_{17}H_{31}COOH$
18	Linolensäure	$C_{17}H_{29}COOH$
20	Arachidonsäure	$C_{19}H_{31}COOH$

Die Verdaulichkeit der Fette ist von ihrem Schmelzpunkt abhängig.

Einteilung nach der Funktion im Körper:

1. **Organfette** haben eine Schutzfunktion im Organismus, wie
   - Schutz vor Stoß und Druck (z. B. Nierenfett),
   - Schutz vor Wasser (z. B. Hautfett, Haarfett),
   - Wäremeschutz (Unterhautfettgewebe),
   - zur Abpolsterung beweglicher Organe (z. B. des Augapfels, der Gelenke).

2. **Depotfette:** Fettspeicherung nach Umwandlung in Fettzellen.

Da ungesättigte Fettsäuren (Öl) immer flüssig sind, müssen sie wie z. B. bei der Margarineherstellung in ihrer Struktur verändert werden: Nach Auflösung der Doppelbindungen werden an die freien C-Atome H-Atome angelagert. Dadurch verändern sich die Gewichtsanteile der Fette, d. h. sie werden gehärtet.

Der Siedepunkt der Fette liegt über dem des Wassers. Deshalb sind Fette höher erhitzbar.

Beim Verbrennen von Fett entstehen giftige Stoffe, teils Benzpyrene, die eine kanzerogenene (krebserregende) Wirkung aufweisen. Beim Verbrennen von gepökeltem, fettem Fleisch bilden sich Nitrosamine. Sie führen im Tierversuch zu Tumorbildung.

Pökelfleisch sollte man nicht grillen, da sich Nitrosamine durch starke Hitzeeinwirkung und beim Verbrennen von nitrathaltigen Fettbestandteilen bilden.

Veränderung der Fette unter Wärmeeinwirkung:

1. Butter:
- Entmischung der Fett-in-Wasser-Emulsion bei ca. 40 °C
- Verdampfung des Wassers bei 100 °C
- Bräunung der Butter ab 160 °C
- Verbrennung ab 180 °C

2. Fette/Öle:
- Entmischung fehlt, da es sich um reines Fett handelt
- Siedepunkt bei ca. 250 °C
- Verbrennung ab 290 °C

Veränderung der Fette unter anderen Einwirkungen:
- Die Einwirkung von Licht und Sauerstoff zersetzt die Fette; es entstehen genußuntaugliche Fettsäuren, die als ranzig bezeichnet werden.
- Bleibt Fett lange offen stehen, sctzen sich fettspaltende Bakterien und Hefen darauf ab.
- Die dem Lebensmittel Fett zugefügten Enzyme bewirken einen Fettverderb bei übermäßig langer Lagerung.

Je mehr ungesättigte Fettsäuren ein Fett enthält, desto leichter kann es verderben – teils durch **Autoxidation**. Auch der Wasseranteil der fetthaltigen Lebensmittel spielt eine Rolle. Er stellt die Ernährungsgrundlage für Bakterien sicher, wodurch es zu einem beschleunigten Verderb kommen kann. Aus diesen Gründen sind die Haltbarkeiten von Butter zu

Butterschmalz bzw. von Öl zu Margarine oder Talg unterschiedlich.

Lipide

Lipide sind als Fette und fettähnlichen Substanzen definiert, die biologisch wirksam sind.

Neutralfette (Triglyzeride):

- Fette mit hohem Anteil an gesättigten, langkettigen Fettsäuren (Talg, Schmalz, Kakaobutter)
- Fette mit hohem Anteil an gesättigten, kurzkettigen Fettsäuren (Milchfett, Kokosfett)
- Fette mit hohem Anteil an mehrfach ungesättigten Fettsäuren (Fischöl, Leinöl, Sonnenblumenöl)
- Fette mit hohem Anteil an einfach, ungesättigten Fettsäuren (Olivenöl, Rapsöl, Haselnußöl, Tran)

Lipoide (Fettähnliche Stoffe):

- Wachse (als Flächenbedeckung von Blättern und Früchten sowie Bienenwachs)
- Sterine (in pflanzlichen Nahrungsmitteln und in Tierfetten)
- Carotinoide (als pflanzlicher Farbstoff in Möhren und Tomaten sowie im Eigelb)
- Phosphatide/Phospholipoide (in tierischen und pflanzlichen Nahrungsmitteln wie Soja, Eigelb und Gehirn)

Die Neutralfette bilden zusammen mit den Lipoiden die Lipide. Oder anders ausgedrückt: Die Lipide bestehen aus Triglyzeriden, Lipoiden, Cholesterin, Phospholipiden und freien Fettsäuren.

Fett ist nicht gleich Fett!

Für die ernährungsphysiologische Bewertung eines Fettes ist die **Verteilung der** gesättigten zu den ungesättigten **Fettsäuren** ausschlaggebend, ausgedrückt durch den P/S- Quotienten.

P/S-Quotient:

$$\frac{P}{S} = \Sigma$$

P = polyunsaturated fatty acids, d. h. mehrfach ungesättigte Fettsäuren
S = saturated fatty acids, d. h. gesättigte Fettsäuren

Der gewünschte P/S-Quotient liegt nach Angaben der DGE bei 0,6 bis 1,0 und bei Fettstoffwechselstörungen bei etwa 1,5 oder höher. Ein Quotient von 1,0 würde bedeuten, daß pro Gramm gesättigter Fettsäuren auch 1 g mehrfach ungesättigte Fettsäuren aufgenommen werden. Durch den hohen Verzehr **versteckter Fette**, besonders in Wurstwaren, liegt in der BRD der P/S-Quotient bei etwa 0,3.

In der praktischen Anwendung der mehrfach ungesättigten Fettsäuren tritt ein positiver Effekt (Absenkung des Cholesterinspiegels) nur dann ein, wenn die Gesamtfettzufuhr höher als 30 Energie % liegt, d. h. von der aufgenommenen Tageskalorienmenge müssen mehr als 30 % der Kalorien durch Fette mit ungesättigten Fettsäuren gedeckt werden.

2.3.3 Cholesterin

In verschiedenen Studien wurde gezeigt, daß ein erhöhter Cholesterinspiegel Arteriosklerose hervorruft und Herzkrank-

heiten, wie Infarkte, begünstigt. Andererseits weiß man, daß erhöhte Cholesterinspiegel keine Beschwerden verursachen und daß eine gesteigerte Cholesterinaufnahme nicht zwangsläufig zu erhöhten Blutfettwerten führt. Gleiches gilt für die Triglyzeride.
Ob eine rasche Absenkung des Cholesterinwertes das Herzinfarktrisiko deutlich reduziert, wird von den Ernährungswissenschaftlern kontrovers diskutiert.
Das eigentliche **Cholesterinproblem** besteht darin, daß durch falsche Ernährungsgewohnheiten ein Zuviel an Cholesterin aufgenommenen wird. Dadurch kommt es zu einer allmählichen Erhöhung des Cholesteringehaltes im Körper.

Der Körper produziert das benötigte Cholesterin nicht über das verträgliche Maß hinaus. Die Produktion läuft jedoch auch dann weiter, wenn über die Nahrung ein Überangebot an Cholesterin vorliegt.

Ausgewählte Lebensmittel und deren **Cholesteringehalt** (Milligramm in 100 g Lebensmittel = mg %):

- Hirn 3150
- Eier 470
- Butter 280
- Leber 250
- Hartkäse bis 105 bei 45 % F. i. T.
- Schweineschmalz 100
- Talg 100
- Wurstwaren bis 100
- Rindfleisch 70
- Fisch bis 60
- Milch 12 bei 3,5 Fettgehalt

Cholesterinfreie Lebensmittel sind z. B. Brot, Reis, Zucker, Margarine, Sonnenblumenöl, Olivenöl etc.

Aufgaben des Cholesterins
Cholesterin, das in der Leber gebildet wird, ist eine wichtige **Grundsubstanz** im Organismus und übt ganz spezifische Funktionen aus. Es ist in allen Zellen des menschlichen Körpers vorhanden; in der Gallenflüssigkeit ist Cholesterin der Hauptbestandteil. Obwohl der Körper aus etwa 160 g Cholesterin besteht, ist es kein essentieller Stoff.

Cholesterin wird vor allem in der Galle, den Nebennieren und im Gehirn gebraucht.

Die **physiologische Bedeutung** des Cholesterins läßt sich wie folgt zusammenfassen:

- Cholesterin bildet das Gerüst für die Steroidhormone. Zu diesen zählen die Sexualhormone, die Glukokortikoide (z. B. Kortisol) und die Mineralkortikoide (z. B. Aldosteron).
- Cholesterin ist an der Umwandlung des Vitamin D in der Haut durch die UV-Strahlung und am Weitertransport des Vitamins durch den Körper beteiligt.
- Cholesterin stellt die Grundsubstanz der Gallensäuren dar.
- Als Bestandteil des Talgdrüsensekretes wirkt Cholesterin wasserabweisend auf der Haut.
- Cholesterin ist am Aufbau der Zellwand beteiligt und beeinflußt damit ihre Durchlässigkeit. Dies ist ein wichtiger Mechanismus des zellulären Stoffwechsels.

Medizinische Relevanz des Cholesterins

Erhöhte Cholesterin- und/oder Triglyzeridwerte sind meist ernährungsbedingt. Allerdings treten sie auch bei verschiedenen Stoffwechselstörungen auf, wie Gicht, Leber- und Bauchspeicheldrüsenentzündung, Diabetes und Nierenerkrankungen.

Der normale **Triglyzeridspiegel** variiert tagsüber und steigt vor allem nach fettreichen Mahlzeiten an. Die Schwankungen sind auch abhängig vom Alter und Geschlecht. Werte bis 180 mg je 100 ml (180 mg/dl) Blut liegen im Normbereich. Bei einem Triglyzeridspiegel bis 200 mg/dl kann man davon ausgehen, daß sie die Entstehung von koronaren Herzerkrankungen nicht begünstigen. Deshalb ist im Erwachsenenalter dieser Bereich anzustreben. Bei einem Triglyzeridanstieg bis 240 mg/dl nimmt auch das Erkrankungsrisiko stark zu.

Der **Cholesterinspiegel** weist ebenfalls Schwankungen auf:

- bis ca. 30 Jahre: bis 200 mg/dl bzw. 180 mg/dl,
- bis ca. 40 Jahre: bis 225 mg/dl bzw. 210 mg/dl,
- bis ca. 50 Jahre: bis 245 mg/dl bzw. 245 mg/dl,
- über 50 Jahre: bis 265 mg/dl bzw. 250 mg/dl.

Die Risikobeurteilung für eine koronare Herzerkrankung sollte nie allein durch den Cholesterinwert erfolgen.

2.3.4 Eiweiße

Eiweiße sind stickstoffhaltige Verbindungen, deren kleinste Bausteine die Aminosäuren bilden.

Jedes Eiweiß ist ganz individuell aufgebaut, d. h. die Aminosäuren stehen in einer bestimmten Reihenfolge. Diese Anordnung wird als **Sequenz** bezeichnet.

Die Bestandteile der Eiweiße sind:

- Kohlenstoff (C): 50 – 55 %,
- Sauerstoff (O) 19 – 24 %,
- Wasserstoff (H) 5 – 7 %,
- Stickstoff (N): 15 – 18 %.

Häufig enthalten die Eiweiße noch die Elemente Phosphor (P) und Schwefel (S).

Der Stickstoff ist das charakteristische Merkmal der Eiweiße.

Die körpereigenen Eiweiße werden aus etwa 25 verschiedenen Aminosäuren aufgebaut. Man unterscheidet zwischen **essentiellen** und **nichtessentiellen Aminosäuren**. Letztere werden im Körper

Glycin Alanin

Abb. 9: Chemische Formeln einiger Aminosäuren

synthetisiert. Die zehn **essentiellen Aminosäuren** können dagegen nicht aufgebaut werden, so daß man sie mit der Nahrung zuführen muß.

Bei jeder Mahlzeit sollte man auf die Aufnahme der essentiellen Aminosäuren achten.

Einteilung der Aminosäuren

Essentielle Aminosäuren:

Leuzin	(Leu)	Isoleuzin	(Ile)
Lysin	(Lys)	Methionin	(Met)
Valin	(Val)	Phenylalanin	(Phe)
Threonin	(Thr)	Thryptophan	(Trp)
Arginin	(Arg)	Histidin	(His)

Nichtessentielle Aminosäuren:

Alanin	(Ala)	Asparaginsäure	(Asp)
Zystein	(Cys)	Glutaminsäure	(Glu)
Prolin	(Pro)	Hydroxyprolin	(Hyp)
Glycin	(Gly)	Serin	(Ser)
Tyrosin	(Tyr)		

Aus den aufgenommenen Eiweißen baut der Körper unterschiedlich viel Eiweiß auf. Die Produktionsmenge hängt von der biologischen Wertigkeit der Eiweiße, dem Gehalt an essentiellen Aminosäuren und deren Verwertbarkeit im Organismus ab.

Die wichtigsten Eiweiße sind:

- **Proteine:** Sie bestehen nur aus Aminosäuren. Man nennt sie deshalb auch reine Eiweiße.
- **Proteide** (zusammengesetzte Eiweißstoffe): Sie bestehen aus Aminosäuren und einem Nichteiweißanteil wie Phosphorsäure, Metalle, Farbstoffe.

Proteine bzw. Proteide und deren **Vorkommen im menschlichen Körper**:

Albumine	Blut (Hämoglobin), Zellen, Insulin, Enzyme
Globuline	Blut, Zellen, quergestreifte Muskulatur
Skleroproteine	Bindegewebe, Knorpel, Haut, Horngewebe, Sehnen, Bänder
Myoglobin	Muskelfarbstoff, Blutfarbstoff
Lipoproteine	Zellmembran, Blut
Glykoproteine	Schleimstoffe, Blut
Nukleoproteide	Zellkerne, Viren
Chromoproteide	Blutfarbstoff, Enzyme
Protamine	Bestandteil im Zellkern
Histone	Bestandteil der Zellkerne

Vorkommen der Proteine und Proteide **in Nahrungsmitteln**:

Albumine	Fleisch, Fisch, Ei, Gemüse, Getreide, Milch
Globuline	Fleisch, Fisch, Ei, Gemüse, Getreide, Kartoffeln, Milch
Skleroproteine	Fleisch, Fisch
Protamine	Getreide
Gluteline	Klebereiweiß (Gluten), Getreide
Kollagen	Gerüsteiweißstoff (Gelatine), Knochen, Knorpel, Bindegewebe
Kasein	Milch (Caseinogen)

Besondere **Eigenschaften** der Eiweiße:

- Albumine, Globuline und Gluten (Klebereiweiß des Mehles) gerinnen beim Erhitzen auf über 60 °C.
- Kollagene lagern beim Abkühlen in ihrer Zellstruktur Wasser ein, es kommt zur Gelbildung (Gelatine).

- Caseinogen gerinnt durch Zusatz von Säure oder Fermente (Lab); diese Eigenschaft wird bei der Käseherstellung genutzt.

Löslichkeit der Eiweiße:
- Albumine sind wasserlöslich.
- Globuline lösen sich in Salzwasser.
- Gluteline (Klebereiweiß) sind wasserunlöslich.
- Kollagene lösen sich in heißem Wasser.
- Caseinogen und Myoglobin liegen schon in gelöster Form vor.

Funktion der Einweiße
Der menschliche Körper besteht zu 15 bis 20 % aus Eiweißen, die einem ständigen **Aufbau** (Anabolie) und **Abbau** (Katabolie) unterliegen. Die Eiweißerneuerung in den einzelnen Zellen dauert unterschiedlich lange: sehr schnell in der Leber, sehr langsam in der Muskulatur, am längsten in den Skelettknochen.
Eiweiß hat als Baustoff im Körper **spezifische Aufgaben** zu erfüllen. Zu den wichtigsten zählen:
- Aufbau der Nukleoproteide (Zellkerneiweiß); Nukleinsäuren und Proteine bilden die Grundstruktur der Zellen;
- Aufbau des Zytoplasmas, den wesentlichen Bestandteil der Zelle;
- Baustoff für alle Enzyme, einschließlich der Hormone;
- Aufbau der Immunglobuline als Bestandteil des Immunsystems;
- Regulierung des Säure-Basen-Gleichgewichts.

Eiweiß wird nur im „Notfall", d. h. bei Mangel an Kohlenhydraten und Fett, zur Energiegewinnung herangezogen. In diesen Fällen werden die Muskeleiweißstoffe abgebaut. Daraus resultiert ein enormer Gewichtsverlußt, der bei Kwashiokor und Anorexia nervosa typisch ist. Bei Eiweißüberschuß wird das Zuviel an Eiweiß verbrannt.
Der **Eiweißbedarf** ist im Aufbaustadium (Säuglingsalter) hoch und liegt bei 3,5 g/kg Körpergewicht, dagegen bei 0,8 – 1,0 g/kg im Erwachsenenalter. Im fortgeschrittenen Lebensalter und bei Schwangerschaft steigt der Bedarf auf etwa 1,5 g/kg Körpergewicht.

2.3.5 Vitamine

Vitamine (vita = Leben; amine = Stoffe; Lebensstoffe) sind lebensnotwendige organische Verbindungen, die der menschliche Körper nicht bzw. nur unvollständig aufbauen kann. Deshalb müssen Vitamine mit der Nahrung zugeführt werden.

Vitamine regeln und steuern Vorgänge im Organismus und werden deshalb auch als Reglerstoffe bezeichnet. Für ihre spezifische Wirkung reichen oft schon Mengen im Milligrammbereich. Darüber hinaus üben Vitamine, insbesondere Vitamin C, eine Schutzfunktion aus, weil sie direkt in das Immunsystem eingreifen, um es zu stabilisieren.
Eigenschaften der Vitamine:
- Vitamine liefern keine Energie.
- Sie müssen mit der Nahrung zugeführt werden.
- Vitamine sind lebensnotwendige (essentielle) Stoffe.
- Sie steuern biochemische Abläufe.
- Vitamine machen die Verwertung der Nährstoffe möglich.
- Vitamine verbessern die Leistungsfähigkeit und das Wohlbefinden.

Früher bezeichnete man die Vitamine mit großen Buchstaben des Alphabets nach der Reihenfolge ihrer Entdeckung. Heute geht man mehr und mehr dazu über, die einzelnen Vitamine mit ihren wissenschaftlichen Namen zu benennen. Sie geben Auskunft über die Funktion und/oder nehmen Bezug zum chemischen Aufbau.

Einteilung der Vitamine

1. Wasserlösliche Vitamine:

Ascorbinsäure	Vitamin C
Thiamin	Vitamin B_1
Riboflavin	Vitamin B_2
Pyridoxin	Vitamin B_6
Cobalamin	Vitamin B_{12}
Folsäure	Vitamin M
Biotin	Vitamin H
Rutin	Vitamin P
Niacin	Vitamin PP
Pantothensäure	CoA (Coenzym A)
Orotsäure	Vitamin B_{13}
Pangametin	Vitamin B_{15}

2. Fettlösliche Vitamine:

Retinol	Vitamin A Provitamin A (Carotin)
Calciferol	Vitamin D_3 (früher Vitamin D)
Ergocalciferol	Vitamin D_2 (früher Provitamin D; Ergosterin) Provitamin D (Cholesterin)
Tocoferol	Vitamin E
Phyllochinone	Vitamin K (K_1 – K_5 werden heute unterschieden)
Ubichinone	Coenzym Q (Ubichinon-35 = Coenzym Q7; Ubichinon-50 = Coenzym Q10)

Ubichinone haben keinen eigentlichen Vitamincharakter, denn sie werden vom Organismus in ausreichendem Umfang synthetisiert.

Vorkommen der Vitamine

1. Wasserlösliche Vitamine:

B_1	Fleisch, Innereien, Vollkornprodukte, Reis, Milch
B_2	Milch, Käse, Hefe, Eidotter, Vollkornprodukte
B_6	Weizenkeime, Weizenkleie, getrocknete Zwiebeln, Fleisch, Walnüsse
B_{12}	tierische Nahrungsmittel, Innereien
C	Obst, Gemüse, Kartoffen, Zitrusfrüchte
Rutin (Vitamin P)	Zitrusfrüchte, Paprika, schwarze Johannisbeeren, Hagebutten
Niacin	Getreide, Milch, Gemüse, Innereien
Pantothensäure	Getreide, Gemüse, Kartoffeln, Innereien
Folsäure	Milch, Käse, Innereien, Gemüse
Biotin (Vitamin H)	Innereien (Hirn), Eidotter, Hefe, Blattgemüse, Milch

2. Fettlösliche Vitamine:

A	Spinat, Grünkohl, Tomaten, Butter, Leber, Hagebutten, Orangen, Käse, Eidotter
D	Milch, Eidotter, Fischöle, Hefe, Pilze
E	Vollkornprodukte, Blattgemüse, Maiskeimöl, Sonnenblumenöl, Margarine, Milch

K	Fleisch, Leber, Blattgemüse (Spinat), Pflanzenöle, Kartoffeln, Tomaten, Erdbeeren

Diese Tabelle ist lediglich ein Auszug aus der langen Liste der Lebensmittelbeispiele. Sie soll lediglich dazu anregen, Vitamine bei der täglichen Erstellung eines abwechslungsreichen Speiseplans einzubeziehen.

Die optimale Vitaminzufuhr ist eine Grundbedingung für die Stoffwechselvorgänge und Stabilisierung des Immunsystems.

Da Vitamine gegen äußere Einflüsse sehr anfällig sind, müssen bei der Lagerung, Ver- und Bearbeitung von Obst und Gemüse besondere Regeln beachtet werden:

- Aufbewahrung in einem kühlen und dunklen Raum; lange Lagerung vermeiden.
- Kurzes Abwaschen; nicht im Wasser liegen lassen.
- Schonende Garverfahren einsetzen wie Dünsten, Dämpfen, Garziehen.
- Obst und Gemüse sollten immer erst kurz vor dem Garen vorbereitet werden. Es gibt Ausnahmen, z. B. Hülsenfrüchte, die vorher eingeweicht werden.
- Berührung mit Metall möglichst vermeiden (rostige Messer, fehlende Emaille und Topfbeschichtung).
- Gemüse vor dem Einfrosten blanchieren.
- Langes Warmhalten der Speisen vermeiden.

Das Einweichwasser bei Hülsenfrüchten sollte mit verwendet werden, da die Inhaltsstoffe teils ins Wasser übergetreten sind.

Ein **Vitaminverlust** ist häufig bedingt durch:

- Lufteinwirkung (Sauerstoff),
- Lichteinwirkung (UV-Strahlung),
- Wärmeeinwirkung (Hitze, Bestrahlung),
- Wassereinwirkung (Auslaugen).

Q 10 als neues Vitamin und die freien Radikale

Q 10 ist ein neues Vitamin, das in Deutschland noch nicht sehr bekannt ist. Die Entdeckung dieses Vitamins gilt in der Ernährungsforschung als Meilenstein, da es den Körperzellen ermöglicht, Energie der Nahrungsmittel in die speziellen körpereigenen Energieformen umzuwandeln. Q 10 wird mit vielen Lebensmitteln aufgenommen und wird zudem in den Zellen gebildet. Q 10 wird oft in Zusammenhang mit den sogenannten **Freien Radikalen** gesehen.

Freie Radikale sind Moleküle bzw. ihre Bruchstücke mit einem einzelnen Elektron. Dies führt zu einer starken Reaktionsfähigkeit.

Da die Freien Radikale äußerst reaktionsfähig sind, können sie den Stoffaustausch der Zellen erheblich stören. Freie Radikale enstehen durch teratogene Einwirkungen wie

- UV-Strahlung,
- radioaktive Erdstrahlung,
- schädliche Umweltgifte.

Durch Fehlschaltung im Stoffwechsel können Freie Radikale auch im Körper gebildet werden.

Vitaminmangel und -überangebot
Bei den Störungen des Vitaminhaushaltes unterscheidet man

1. Hypovitaminosen: Störungen im Organismus durch eine zu geringe Zufuhr von Vitaminen;
2. Avitaminosen: Störungen im Organismus durch das Fehlen eines oder mehrerer Vitamine;
3. Hypervitaminosen: Störungen im Organismus durch ein Überangebot an Vitaminen.

Ursachen für Hypo- und Avitaminosen:

- Erhöhter Bedarf während der Schwangerschaft und Stillperiode
- Mehrverbrauch bei Nikotin- und Alkoholabusus
- Ständige Verwendung falscher Lebensmittel
- Einseitige Eßgewohnheit und Tabus für bestimmte Lebensmittel
- Diätkuren oder andere extreme Ernährungsumstellungen
- Gastrektomien und fehlen des Intrinsic factors
- Gabe von Antibiotika über einen längeren Zeitraum
- Gestörte Speicherfunktion bei Lebererkrankungen

Die von der WHO und von der DGE empfohlene Menge an Vitaminen sichert die Gesundheit des Menschen. Die Angaben sind so großzügig gewählt, daß Schwankungen unter Belastungssituationen abgedeckt werden.

2.3.6 Mineralstoffe

Mineralstoffe sind die nicht verbrennbaren Bestandteile der Lebensmittel organischer Herkunft.

Mineralstoffe stellen einen unerläßlichen Bestandteil aller lebenden Zellen dar und sind am Stoffwechsel beteiligt. Da der Körper keine Mineralstoffe aufbauen kann, müssen sie mit der Nahrung aufgenommen werden, und zwar in einer ausreichenden Menge. Mineralstoffe liefern keine Energie.
Die **Einteilung** der Mineralstoffe erfolgt nach der Funktion im Körper oder nach der im Organismus vorhandenen Menge:

Einteilung **nach der Funktion**:

- Baustoff für Körperzellen, Knochen und Zähne: Kalzium (Ca), Magnesium (Mg), Phosphor (P)
- Reglerstoff für den Stoffwechsel: Natrium (Na), Kalium (K), Chlor (Cl)

Einteilung **nach der Menge**:

- Mengenelemente: Kalzium (Ca), Chlor (Cl), Kalium (K), Natrium (Na), Magnesium (Mg), Phosphor (P), Schwefel (S)
- Spurenelemente: Eisen (Fe), Fluor (F), Jod (J), Kobalt (Co), Kupfer (Cu), Mangan (Mn), Selen (Se), Zink (Zn)

Funktion der Mineralstoffe:

- Knochenbau: Kalzium, Phosphor, Magnesium
- Zahnstabilität: Kalzium, Fluor
- Blutbildung, Sauerstofftransport: Eisen, Kalzium
- Schilddrüsenfunktion: Jod

- Zellaufbau und -stoffwechsel: Natrium, Chlorid, Kalium, Zink
- Muskelarbeit: Kalzium, Kalium, Magnesium, Phosphor
- Herztätigkeit: Kalium

Jedes in der Natur vorkommende Mineral kann im menschlichen Körper als Mengen- oder Spurenelement gefunden werden.

Mineralstoffe sind im Körper als Mineralien oft nur für eine begrenzte Zeit vorhanden. Sie werden zum Teil in organische Verbindungen wie Eiweiße, Zellen, Blut, Knochen und Zähne, eingebaut oder liegen in transportfähiger, gelöster Form vor.
Manche Mineralstoffe haben keine lebensnotwendige Funktion, z. B. Gold (Au) und Silber (Ag). Einige wirken sogar toxisch, wie Blei (Pb), Cadmium (Cd) und Quecksilber (Hg).

Vorkommen
Mineralstoffe kommen in allen **pflanzlichen und tierischen Lebensmitteln** vor. Ihr Gehalt ist jedoch abhängig von der Art der Pfanze oder des Tieres sowie der Verarbeitung und Lagerung des entsprechenden Nahrungsmittels.
Dies soll an zwei Beispielen verdeutlicht werden (Menge in 100 g eßbarem Anteil, Nährwerttabelle nach Prof. Dr. W. Wirth):

Zusammenfassung
Am Aufbau des Körpers ist eine Vielzahl an Elementen beteiligt. Aber nur vier, nämlich die Grundelemente der Eiweiße, Fette und Kohlenhydrate, machen eine Körpersubstanz von ca. 95 % aus:

Tab. 6: Eisengehalt in Lebensmitteln

Eisenreiche Lebensmittel		Eisenarme Lebensmittel	
Leber (Schwein):	22,2 mg	Speck:	0,4 mg
Spinat:	3,5 mg	Karpfen:	0,6 mg
Dicke Bohnen:	10,0 mg	Forelle:	0,5 mg
Eidotter:	7,2 mg	Milch:	0,1 mg
Weizenkeime:	8,1 mg	Joghurt:	0,1 mg
Bierhefe:	17,6 mg	Reis:	0,6 mg
Bohnen:	6,0 mg	Kartoffeln:	0,6 mg

Tab. 7: Kalziumgehalt in Lebensmitteln

Kalziumreiche Lebensmittel		Kalziumarme Lebensmittel	
Milch:	120 mg	Schweinefleisch:	8 mg
Magerquark:	90 mg	Rindfleisch:	9 mg
Camembert (45 %):	570 mg	Leber:	4 mg
Leinsamen:	260 mg	Forelle:	9 mg
Bohnen:	105 mg	Kokosfett:	2 mg
Dicke Bohnen:	150 mg	Kartoffeln:	8 mg
Petersilie:	145 mg	Honig:	5 mg

- Kohlenstoff (C),
- Sauerstoff (O),
- Wasserstoff (H) und
- Stickstoff (N).

Die restlichen 5 % der Körpersubstanz entfallen auf die anderen Elemente. Die **Mengenelemente** (Na, K, Ca, Mg, P, Cl) erreichen einen Bestand von rund 3 000 bis 4 000 Gramm, die **Spurenelemente** (Fe, J, F, Zn, Cu, Se, Co u. a.) von rund 10 Gramm.

Die Empfehlungen der DGE gehen von folgenden Richtwerten für den täglichen Bedarf aus:

Natrium und Chlorid (Kochsalz)	2 000 mg Na (5 g Kochsalz)
Kalzium	900 mg
Eisen	10 – 15 mg
Zink	12 – 15 mg
Jod	200 µg

2.4 Die Bedeutung des Wassers

Der Stellenwert das Wasser im menschlichen Organismus spiegelt sich in der Tatsache wider, daß der Körper zu etwa 60 – 65 % aus Wasser besteht (geringe Abweichung bei Frauen und Kindern). Wasser ist der **wichtigste organische Bestandteil** aller Zellen und Zwischenräume, die folgendermaßen eingeteilt werden:

- **intrazellulärer Raum:** Flüssigkeit in den Zellen,
- **extrazellulärer Raum:** Flüssigkeit in den Gefäßen, die die Zellen miteinander verbinden, das Blutplasma und die Lymphe,
- **transzellulärer Raum:** Flüssigkeiten in den Drüsen (Speichel, Bauchspeichel, Gallenflüssigkeit) und der Gelenke sowie der Liquor und Urin.

Die Flüssigkeiten enthalten eine Vielzahl gelöster Teilchen. Elektrolyte und Plasmaproteine sind dabei die wichtigsten, da sie das Gleichgewicht des Wasserhaushalts kontrollieren. Die **Elektrolyte** umfassen einzelne Elemente oder Verbindungen, die in gelöster Form vorliegen, d. h. als **Kationen** (positiv geladene Teilchen) oder als **Anionen** (negativ geladene Teilchen), deren Konzentrationen sich zwischen intra- und extrazellulärem Raum unterscheiden.

Im extrazellulären Raum ist Natrium das wichtigste Kation, im intrazellulären das Kalium. Ihre Hauptaufgabe besteht darin, den **osmotischen Druck** aufrechtzuerhalten.

Der Gleichgewichtsdruck von Flüssigkeiten auf eine durchlässige Membran (wie die Wand der Körperzellen) wird als osmotischer Druck bezeichnet.

Das Gleichgewicht, d. h. gleicher Druck innen und außen, ist erforderlich, um die pralle Form der Zellen zu erhalten; sie würden sonst kollabieren. Aufgrund des osmotischen Druckes findet zwischen den Zellen und dem Blut ein ständiger Flüssigkeits- und damit Nährstoffaustausch statt. Die gelösten Nährstoffe werden zum Aufbau, Abbau, Umbau oder zur Verbrennung an die benötigten Zellen gebracht und verbrauchte Stoffe wieder abtransportiert. Darüber hinaus wird durch Wasser die Form der Zellen aufrechterhalten. Aus diesen Gründen ist es wichtig, dem Körper genügend Flüssigkeit anzubieten.

Das aufgenommene Wasser wird über die **Ausscheidungsorgane** eliminiert:

- Niere: ca. 700 ml je Niere,
- Haut: ca. 500 ml,

Tab. 8: Konzentrationen der Kationen und Anionen in den verschiedenen Flüssigkeitskompartimenten (Quelle: Williams, S. R.: Basic Nutrition and Diet Therapy. 10. Ausg., Mosby – Year Book, Inc., 1995)

	Extrazelluläre Flüssigkeit	Intrazelluläre Flüssigkeit
Kationen, mmol/l		
Natrium (Na^+)	142	35
Kalium (K^+)	5	123
Kalzium (Ca^{2+})	5	15
Magnesium (Mg^{2+})	3	2
Gesamt	**155**	**175**
Anionen, mmol/l		
Chlorid (Cl^-)	104	5
Phosphat (HPO_4^-)	2	80
Sulfat (SO_4^-)	1	10
Protein	16	70
Carbonat (HCO_3^-)	27	10
Organische Säuren	5	
Gesamt	**155**	**175**

- Lunge: ca. 400 ml,
- Darm: ca. 150 ml.

Die im transzellulären Raum gebildete Flüssigkeit, ca. 8 l täglich, wird über den unteren Abschnitt des Dünndarms und über den Dickdarm wieder in die Blutbahn zurückgeführt.

Der Körper muß den Wasserhaushalt im Gleichgewicht halten. Da der frei verfügbare Wasservorrat verhältnismäßig gering ist, ergibt die aufgenommene Trinkmenge und die ausgeschiedene Flüssigkeit die gleiche Summe. Die Flüssigkeitsaufnahme erfolgt

- mit fester Nahrung (ca. 1 000 ml),

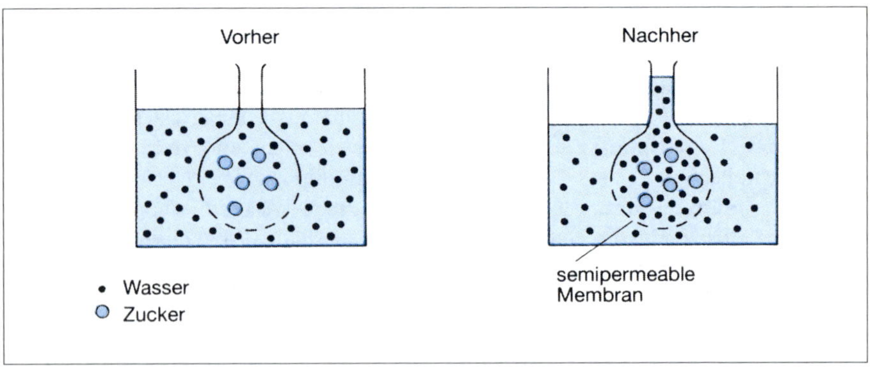

Abb. 10: Vorgang bei Osmose (Quelle: Brooker, C.: Struktur und Funktion des menschlichen Körpers. Ullstein Mosby, Wiesbaden 1996)

- als Oxidationswasser (ca. 350 ml), das im Körper durch Abspaltung der Wasserstoffanteile frei wird,
- durch die Trinkmenge, die bei Gesunden täglich 1 500 bis 2 000 ml betragen sollte.

Der tägliche Flüssigkeitsbedarf liegt bei 2,5 bis 3 l.

Ältere Menschen haben oft ein Wasserdefizit, da sie zu wenig trinken.

Regulation des Wasserhaushalts

Der Wasserhaushalt wird durch zwei Mechanismen geregelt:

1. durch das Durstgefühl, das zum Trinken anregt, und
2. über die Nierentätigkeit, welche die Wasserausscheidung koordiniert.

Das **Durstgefühl** entsteht durch die Freisetzung des ADH (antidiuretisches Hormon). Gleichzeitig wird die Niere zu einer Erhöhung der Rückresorption von Wasser in den Körperkreislauf angeregt. Als Durstlöscher ist Mineralwasser gut geeignet. Die darin enthaltenen Salze können ein Defizit an Mineralsalzen ausgleichen. Bei älteren Menschen sollte man darauf achten, daß das Mineralwasser eine erhöhte Menge Kalium, Magnesium und Eisen enthält.

Destilliertes Wasser darf auf keinen Fall getrunken werden!

Destilliertes Wasser enthält keine Mineralstoffe. Dadurch kommt es im Körper zu einer Demineralisierung der Zellen bis zu einem Zusammenbruch des gesamten Stoffwechsels.

Selbst das Trinken großer Mengen an Trinkwasser (Leitungswasser) kann negative Folgen haben. Beispiel: Starkes Schwitzen durch körperliche Belastung oder große Hitze führt zu **Wasser- und Natriumverlust**. Die betroffene Person entwickelt Durst. Stillt er diesen mit übermäßigen Mengen Leitungswasser, nimmt die Natriumkonzentration in der extrazellulären Flüssigkeit weiter ab. Daraus resultiert ein veränderter Wasserhaushalt in den Zellen; es entstehen zelluläre Ödeme.

Eine exzessive Flüssigkeitsaufnahme führt zur „**Wasservergiftung**". Es kommt zur Ausschwemmung großer Mineralstoffmengen mit dem Harn. Gleiche Symptome treten beim Genuß übermäßiger Mengen an Alkohol auf. Diese Symptome lassen sich durch eine erhöhte Aufnahme von Mineralstoffen in Form von salzigen Lebensmitteln beseitigen, z. B. ein „Katerfrühstück".

Enorme Wasserschwankungen durch Hungern und Dursten oder gesteigerter Flüssigkeitszufuhr bei übermäßigem Trinken stören unseren Wasserhaushalt empfindlich.

Ein Wasserverlust von ca. 30 % führt zum Tod.

Lernkontrolle und Übungen

1. Aus welchen Stoffen kann der Körper Energie gewinnen?

2. Nennen Sie den physiologischen Brennwert der Grundnährstoffe! (Wieviel Energie liefern die Eiweiße, Fette und Kohlenhydrate?)

3. Für welche Aufgaben im Körper benötigt der Mensch vorwiegend die „Baustoffe“?

4. Welche Aufgaben haben die Brennstoffe im Körper?

5. Welche Kohlenhydrate gehören zu den Monosacchariden?

6. Nennen Sie die Summenformel der Monosaccharide!

7. Nennen Sie die 5 Kohlenhydrate, die zur Gruppe der Polysaccharide gehören!

8. Wie nennt man die kleinsten Bausteine der Kohlenhydrate?

9. In welcher Form kann der Körper Kohlenhydrate speichern?

10. Nennen Sie die Organe in denen hauptsächlich Kohlenhydrate gespeichert werden?

11. Warum sind die pflanzlichen Fette „wertvoller“ als die tierischen Fette?

12. Wovon hängt die Verdaulichkeit eines Fettes vorwiegend ab?

13. Welchen negativen Bestandteil haben tierische gegenüber pflanzlichen Fetten?

14. Wann verwendet der Körper Eiweiß als Brennstoff?

15. Wie nennt man den kleinsten Baustein der Eiweiße?

16. Nennen Sie die fettlöslichen und wasserlöslichen Vitamine!

17. Warum sind Vitamine essentielle Nahrungsbegleitstoffe?

18. Welche Personengruppe hat einen erhöhten Bedarf an Kalzium?

19. Nennen Sie Nahrungsmittel die keine Mineralstoffe enthalten!

20. Welche Aufgaben hat das Wasser im menschlichen Körper zu erfüllen?

3 DER STOFFWECHSEL

3.1 Grundlagen des Stoffwechsels

Unter **Stoffwechsel** *versteht man alle Lebensvorgänge, bei denen der Organismus Aufbau und Energiestoffe von außen aufnimmt, diese verdaut, d. h. chemisch verändert, und teilweise in Form von Schlacken (Stuhl), Sekreten (Schweiß) und Flüssigkeit (Urin) wieder nach außen abgibt.*

Der Gesamtprozeß des Stoffwechsels vollzieht sich dabei über folgende Teilprozesse:

- **Aufnahme** körperfremder Stoffe in Form von Nahrung, bei gleichzeitiger Aufnahme von Sauerstoff über die Atmung.
- **Abbau** und **Aufspaltung** der aufgenommenen Stoffe durch den Verdauungsprozeß; diese Prozesse laufen stufenweise ab.
- **Transport** der lebensnotwendigen, aufgespalteten Stoffe über den Blutkreislauf in den intrazellulären Bereich des Organismus; einige Nährstoffe werden auch über das Lymphsystem transportiert.
- **Energieumwandlung** in den einzelnen Zellen durch weiteren Abbau der Grundnährstoffe und Aufbau körpereigener Substanzen; dabei wird Energie benötigt und Energie freigesetzt. Die Energiegewinnung erfolgt in den Mitochondrien einer jeden Zelle.
- **Ausscheidung** von nicht mehr verwertbaren Stoffwechselendprodukten durch den Darm, die Nieren, die Haut und die Lungen.

Der gesamte Stoffaustausch in den Zellen erfolgt durch **Diffusion** und **Osmose**. Den chemischen Aufbau von Verbindungen nennt man **Synthese**.

Unter **Diffusion** *versteht man die Vermischung von Gasen und/oder Flüssigkeiten in zwei verschiedenen Kompartimenten, bis die Dichte der Stoffe in beiden Kompartimenten ausgeglichen ist.*

Bei der **Osmose** *handelt es sich um ein einseitiges Durchlassen von Flüssigkeiten unterschiedlicher Dichte durch eine semipermeable Wand (Zellwand), bis die Konzentrationen der Lösungen auf beiden Seiten der Zellwand ausgeglichen sind.*

Die Produkte des Stoffwechsels entstehen nicht auf direktem Weg aus den Ausgangsprodukten, den aufgenommenen Lebensmitteln, sondern sind immer eine Reihe von Ab-, Um- und Aufbauvorgängen. Dazu gehören:

- Aufbau und Abbau von Gewebe,
- Ersatz von Körpersubstanz,
- Umwandlung von Substraten (z. B. Lebensmittel) in Körperbestandteile,
- Verbrennung von Stoffen zum Zweck der Energie- und Wärmeproduktion.

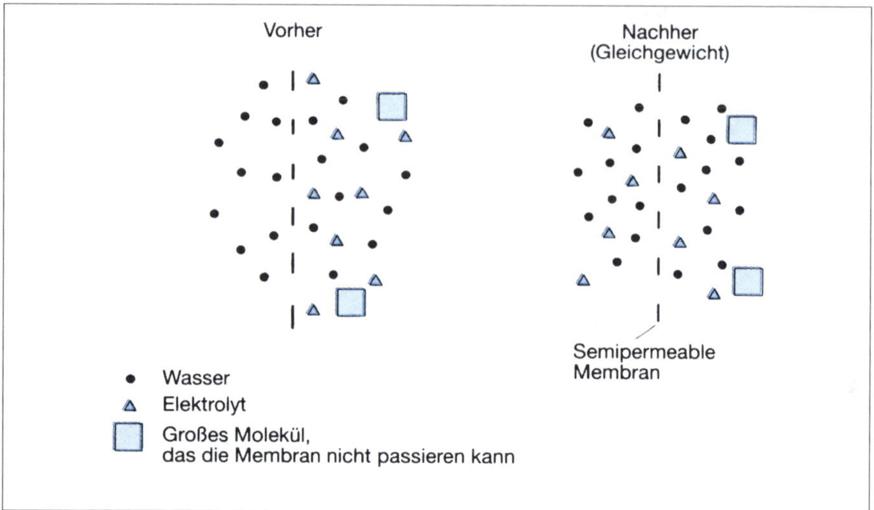

Abb. 11: Vorgänge bei der Osmose und Diffusion (Quelle: Brooker, C.: Struktur und Funktion des menschlichen Körpers. Ullstein Mosby, Wiesbaden 1996)

Alle diese Vorgänge laufen nach einem komplizierten Mechanismus ab, wobei die einzelnen Teilbereiche miteinender verknüpft sind. Diese sind z. B. der

- Fettstoffwechsel,
- Kohlenhydratstoffwechsel,
- Leberstoffwechsel,
- Zellstoffwechsel usw.

Der Stoffwechsel ist also eine Sammelbezeichnung für alle **chemischen und physikalischen Vorgänge**, die im Organismus ablaufen und für die Erhaltung des Lebens erforderlich sind. Die Gesamtheit des Stoffwechsels wird als **Metabolismus** bezeichnet.

Das Kennzeichen aller lebenden Systeme ist der Stoffwechsel und damit die Verdauung, d. h. die Zerlegung der Nährstoffe in die kleinsten Bausteine mit anschließender Verbrennung zur Energiegewinnung oder Umwandlung in andere körpereigene Stoffe.

Damit die aufgenommenen Stoffe (Lebensmittel, Medikamente u. a.) die Darmwand passieren und in die Blutbahn aufgenommen werden können, müssen sie in einen resorbierbaren Zustand (kleinste stoffliche Einheit) gebracht werden. Diese Umarbeitung wird **Verdauung** genannt.

Resorption *bezeichnet die Aufnahme von Stoffen über die Haut, Schleimhaut (Verdauungs-, Atmungsorgane) oder aus Geweben (z. B. bei subkutaner Injektion).*

Nach Abschluß der Verdauung sind die Nährstoffe in ihre kleinste Einheit zerlegt. Bei akuten oder chronischen Verdauungsstörungen kann die Aufnahme gestört sein oder ganz ausfallen.

Die kleinsten Bausteine der Nährstoffe sind

- Fettsäuren und Clyzerin bei Fetten,
- Monosaccharide bei Kohlenhydraten und
- Aminosäuren bei Eiweißen.

Der Stoffwechsel, d. h. Verbrennung und/oder Umbau der Nährstoffe in körpereigene Strukturen, findet in der Zelle statt, die Verdauung dagegen außerhalb der Zellen (im Darm). Zwischen diesen beiden Vorgängen liegt die Resorption der einzelnen Bausteine und der Transport zur Zelle. Den Transport übernehmen die Körperflüssigkeiten.

Die Verdauung läuft im extrazellulären Raum ab, der Stoffwechsel dagegen im intrazellulären.

Die Resorption beruht auf Osmose. Der osmotische Druck in den intra- und extrazellulären Flüssigkeiten entsteht durch Salze im gelösten Zustand (Elektrolyte) und andere Substanzen. Der Druck wird vom Körper konstant gehalten durch zwei Mechanismen:

1. Wasserverschiebung zwischen dem Intrazellular- und Extrazellularraum und
2. Ausscheidung des Wassers über die Nieren.

Der Vorgang der Wasserverschiebung in den Zellbereichen läuft schnell ab, die Ausscheidung des Wassers dagegen langsam.
Unter **Stoffwechselerkrankungen** oder **Stoffwechselanomalien** versteht man streng genommen nur die Krankheiten, deren Ursache eine Abweichung oder Störung bestimmter Stoffwechselvorgänge ist. Die Symptome treten in der Regel kurz nach der Geburt in Erscheinung.

Stoffwechselkrankheiten entsprechen Funktionsstörungen mit den daraus resultierenden krankhaften Veränderungen innerhalb eines oder mehrerer Stoffwechselprozesse. Mit diesem Begriff allein ist noch nichts über die auslösenden Ursachen gesagt.
Stoffwechselstörungen entstehen durch die unterschiedlichsten Erkrankungen, die den Stoffwechsel auf irgendeine Art und Weise beeinflussen. Nach Beseitigung der zugrundeliegenden Krankheit bessert sich die Symptomatik der verursachten Stoffwechselstörung.

3.2 Verdauung

3.2.1 Verdauungsorgane

Zum Verdauungssystem gehören folgende Organe:

- Mundhöhle (Cavum oris)
- Speiseröhre (Oesophagus)
- Magen (Gaster, Ventriculus, Stomachus)
- Dünndarm (Intestinum tenue):
  - Zwölffingerdarm (Duodenum)
  - Leerdarm (Jejunum)
  - Krummdarm (Ileum)
- Dickdarm (Intestinum crassum):
  - Blinddarm (Caecum)
  - Grimmdarm (Colon): aufsteigender (ascendens), querverlaufender (transversum), absteigender (descendens) und S-förmiger Teil (sigmoideum)
  - Mastdarm (Rectum)
  - After (Anus)

Wichtig für die Verdauung sind Drüsen, die Sekrete bilden:

- Unterzungenspeicheldrüse (Glandula sublingualis)
- Unterkieferspeicheldrüse (Glandula submandibularis)

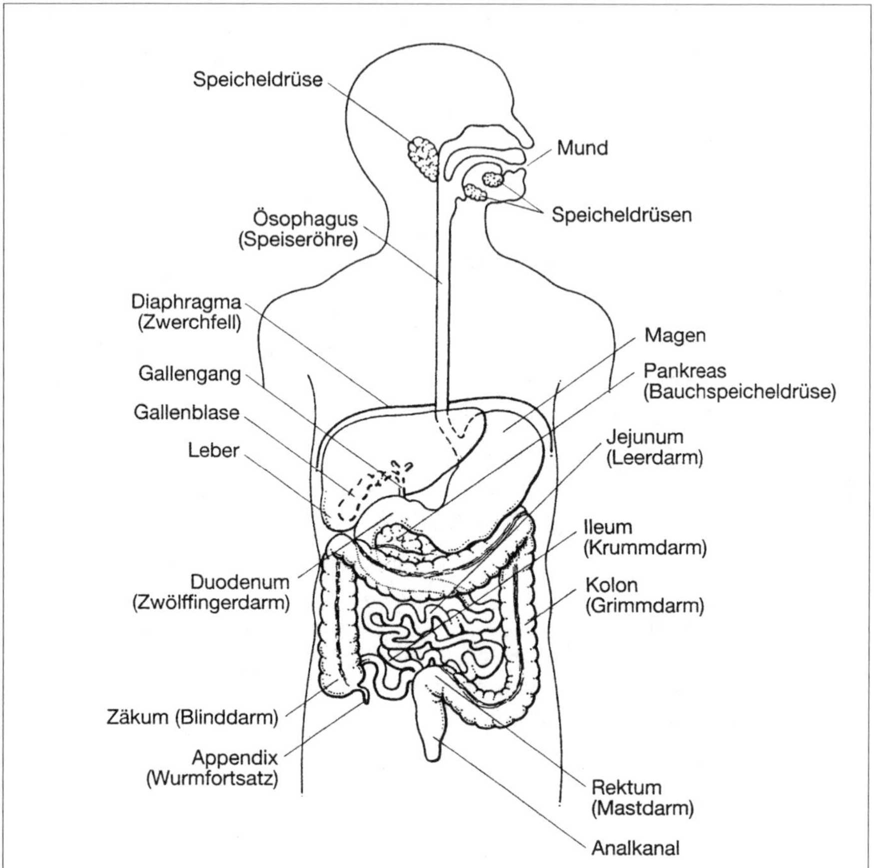

Abb. 12: Die Verdauungsorgane (Quelle: Brooker, C.: Struktur und Funktion des menschlichen Körpers. Ullstein Mosby, Wiesbaden 1996)

- Ohrspeicheldrüse (Glandula parotis)
- Leber (Hepar)
- Gallenblase (Vesica fellea)
- Bauchspeicheldrüse (Pankreas)

Darüber hinaus wird die Verdauung durch folgende Organe unterstützt:

- Zunge (Lingua)
- Rachenhöhle (Pharynx)
- Zähne (Dentis)

Die Funktionen dieser Organe sind aufeinander abgestimmt. Sie bestimmen den Ablauf der Verdauung (Schnelligkeit und Richtung, Qualität und Quantität).

Ablauf der Verdauung

In der **Mundhöhle** befinden sich die Zunge und das Gebiß. Die **Zunge** stellt ein muskulöses Organ dar, das den Speisebrei durchmischt und umwälzt. Die zahlreichen Papillen auf der Zungenoberfläche (Geschmacksknospen) erlauben die Unterscheidung der Qualitäten süß, sauer, salzig und bitter. Das **Gebiß** mit seinen 28 Zähnen und den oft nicht oder nur teilweise vorhandenen Weisheitszähnen dient als Kauapparat. Das Sekret der paarweise angeordneten **Speicheldrüsen** sorgt für die Verflüssigung der zerkauten Lebensmittel. Das Sekret enthält Schleim (vorwiegend aus der Unterzungenspeicheldrüse) und Enzyme, wie z. B. die **Amylase**. Sie leitet die Kohlenhydratverdauung ein, der schleimhaltige Speichel dient als Gleitmittel.

Der angedaute Speisebrei gelangt über den **Oesophagus** in den **Magen**. Dort wird die Nahrung gesammelt, durchgemischt und langsam an den Zwölffingerdarm abgegeben. In der Magenwand befinden sich drei Drüsenarten:

1. Schleimdrüsen am Mageneingang,
2. Drüsen im Magengewölbe und -körper, bestehend aus
   - Hauptzellen: Bildung von Pepsinogen zur Eiweißspaltung,
   - Belegzellen: Salzsäure und Intrinsic faktor; letzterer bildet mit Vitamin B_{12} einen Komplex, der im Ileum resorbiert wird,
- Nebenzellen: Magenschleim,
- enterochromaffine Zellen: bilden u. a. Gastrin (Gewebshormon zur Regulierung der Salzsäurebildung im Magen),

3. Schleimdrüsen am Magenausgang.

Im **Zwölffingerdarm** münden die Gänge für die Sekrete der **Leber** (Galle) sowie der Bauchspeicheldrüse. Die Gallensäuren sind für die Fettverdauung verantwortlich. Die **Bauchspeicheldrüse** produziert u. a. Verdauungssäfte und -enzyme, z. B. Trypsin und Chymotrypsin (Eiweißspaltung), Esterasen (spalten Fette und Lipide) und Enzyme zur Spaltung von Kohlenhydraten.

Der **Dünndarm** weist eine Vielzahl von Schleimhauterhebungen (Zotten) auf; sie dienen der Resorption von Aminosäuren (aus Eiweißen), Monosacchariden (aus Kohlenhydraten) sowie Glycerin und Fettsäuren (aus Fetten). Im **Dickdarm** befinden sich keine Zotten, aber Falten und tiefe Einbuchtungen, sog. Krypten. Die Darmabschnitte weisen darüber hinaus Drüsen und einzelne Lymphfollikel auf. Im Dickdarm erfolgt die Resorption von Wasser, Elektrolyten und wasserlöslichen Vitaminen. Darüber hinaus haben die Fäulniserreger, die sich normalerweise im Dickdarm befinden, die Aufgabe, Kohlenhydrate weiter abzubauen. Die unverdauten Nahrungsreste werden über den **Anus** entleert.

3.2.2 Verdauung der Kohlenhydrate

Die Verdauung aller hochmolekularen Stoffe, also auch die der meisten Kohlenhydrate, erfolgt biochemisch und damit anatomisch gesehen in verschiedenen Etappen:

Durch gründliches Kauen wird die Kohlenhydratverdauung unterstützt. Ein erhöhter Anteil an Monosacchariden (z. B. Glukose) führt zu einer schnellen Energiezufuhr.

Zellulose ist unverdaulich, da im Darm kein spezifisches Enzym für ihren Abbau vorhanden ist.

3.2.3 Verdauung der Fette

Der Grad der Vedaulichkeit der Fette wird erheblich von ihrer chemischen Struktur und ihren physikalischen Eigen-

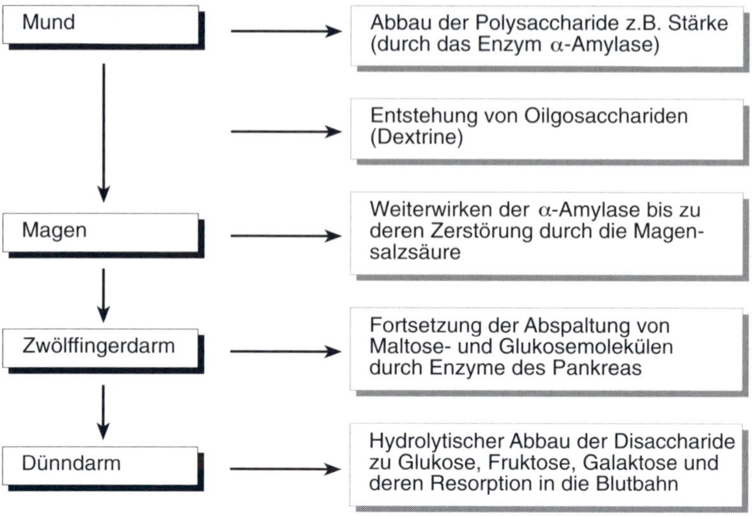

Abb. 13: Vorgänge bei der Kohlenhydratverdauung

schaften bestimmt. Der chemische Abbau erfolgt ebenfalls in Stufen.

Nie einseitig bestimmte Fettstrukturen verzehren!

Die Nahrungszubereitung muß der Verdaulichkeit des Fettes angepaßt werden (z. B. Erhitzen).

Kurzkettige Fettsäuren dienen vorrangig dem Energiegewinn (schneller Abbau), langkettige dagegen dem Aufbau von Depotfett (langsamer Abbau).

3.2.4 Verdauung der Eiweiße

Eiweiße und Eiweißstoffe werden in verschiedenen Strukturen in der Nahrungskette aufgenommen:

- **Primärstruktur:** einzelne Aminosäuren oder Aminosäuregemische,
- **Sekundärstruktur:** chemisch verknüpfte Aminosäuregruppen und -ketten,
- **Tertiärstruktur:** verschiedene Eiweißformen mit unterschiedlichen chemischen und physikalischen Eigenschaften.

Der enzymatische Eiweißabbau beginnt erst im Magen.

Natives Eiweiß (nicht zerstörte Tertiärstruktur) ist ernährungsphysiologisch besser verwertbar als denaturiertes Eiweiß. Eiweißhaltige Stoffe müssen deshalb schonend behandelt und verarbeitet werden.

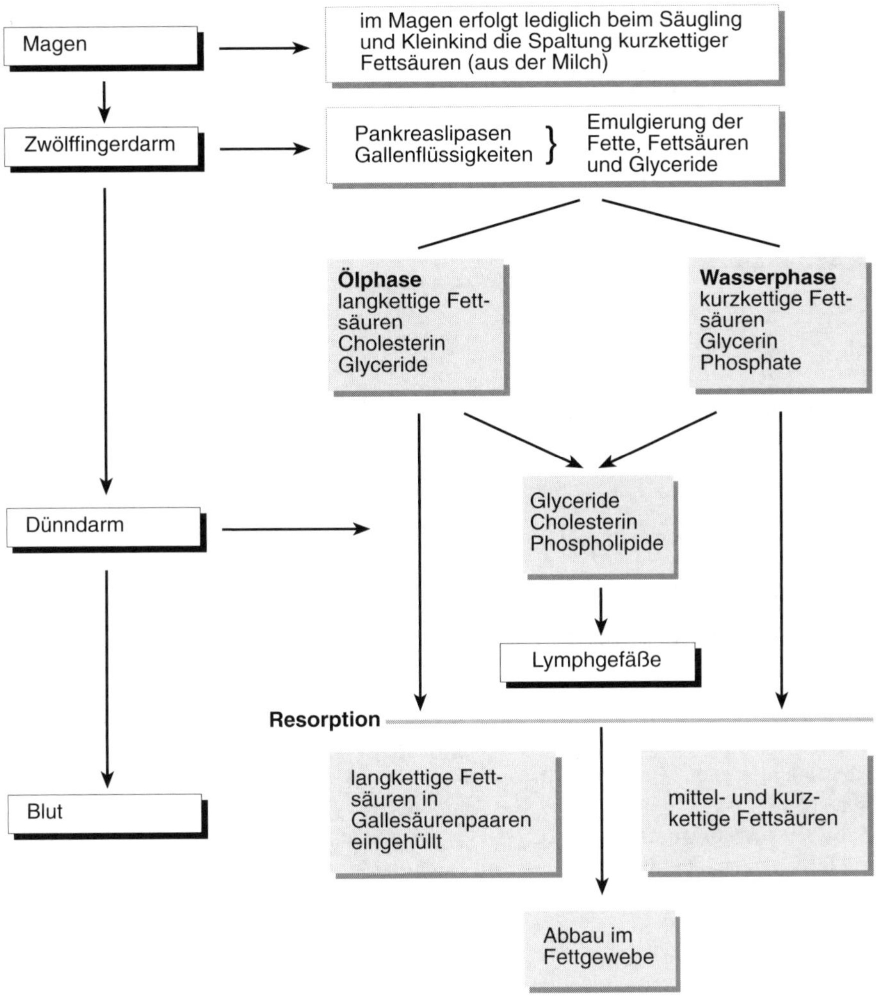

Abb. 14: Vorgänge bei der Fettverdauung

3.3 Resorption

3.3.1 Resorption der Vitamine und Mineralstoffe

Vitamine

Die Vitamine sind wie die Mineralstoffe Reglerstoffe im Stoffwechselgeschehen und nehmen als solche eine besondere Stellung ein. Die Kenntnis über das Vorhandensein und die Aufgaben der Vitamine sind relativ neu. Erste Beobachtungen von Veränderungen an Tieren bei einseitiger Ernährung begannen im Jahre 1889 bis 1896.

Der Bedarf an Vitaminen schwankt von Vitamin zu Vitamin beträchtlich und ist

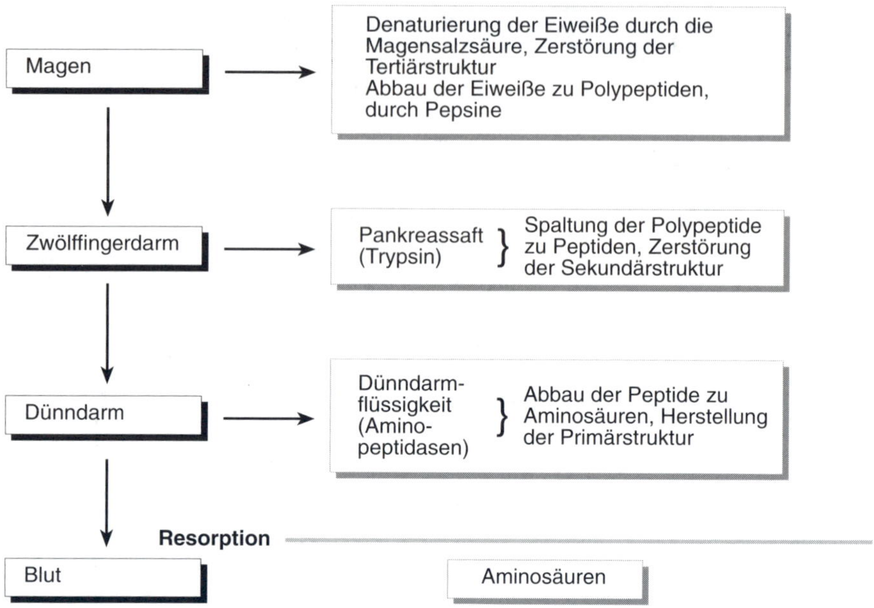

Abb. 15: Vorgänge bei der Eiweißverdauung

zudem abhängig von den biologischen Rhythmen, denen ein Mensch täglich unterworfen ist.

Schwankungsfaktoren sind z. B.

- Geschlechtsmerkmale,
- Schwangerschaftszeiten,
- Wachstumsperioden,
- Anstrengungsmomente,
- Nährstoffbeeinflußbarkeit,
- Stoffwechselstörungen,
- Alkohol- und Nikotinabusus,
- Streßsituationen,
- Krankheitsbedingungen.

Der Vitaminbedarf stellt immer nur einen Durchschnittswert dar.

In der BRD treten bei normaler Ernährung kaum Vitaminmangelerscheinungen auf. Da sich jeder mit genügend Vitaminen ernähren kann, ist eine unzureichende Vitaminversorgung so gut wie ausgeschlossen. Auf Grund von Ernährungsgewohnheiten oder Ernährungsumstellungen kann es natürlich zu Vitaminproblemen in diesen bestimmten Gruppen kommen.

Hierzu gehören oft ältere Menschen. Bedingt durch Kauschwierigkeiten, Appetitmangel oder Umstellung ihrer Lebensgewohnheiten kommt es zu einer unzureichenden Aufnahme von Nahrung. Hinzu kommt im Alter oft eine reduzierte Vitaminaufnahme aus dem Darm.

Achten Sie auf eine ausreichende Vitamin- und Energiezufuhr bei älteren Menschen!

Ein **Vitaminmangel** verläuft in mehreren Stufen und wird meist erst dann sichtbar, wenn es zu Störungen im Stoffwechsel kommt. Zuerst treten biochemische Veränderungen auf, die durch Verschiebung der Vitaminkonzentration im Blut oder bestimmter Organe sichtbar werden. Erst viel später kommen unspezifische morphologische und funktionelle Veränderungen hinzu, die sich dann als charakteristisches Bild zeigen und irreversible Störungen hervorrufen können.

Vitaminmangelerscheinungen sind äußerlich kaum sichtbar und laufen langsam ab. Im fortgeschrittenen Stadium können irreversible Störungen auftreten.

Im Vergleich zum Fett-, Eiweiß- und Kohlenhydratstoffwechsel sind ähnliche Mechanismen für Vitamine und Mineralstoffe nicht nachvollziehbar. Der Stoffwechsel der Eiweiße, Fette, Kohlenhydrate sowie der Enzyme und Hormone läuft jedoch durch die Vitamine und Mineralstoffe erst vollständig ab. Wenn man vom Vitaminstoffwechsel spricht, sind spezifische Mechanismen gemeint, die an das „vitaminumsetzende" Organ gebunden sind.

Einfache Darstellung des Vitaminstoffwechsels

1. Aufnahme der Vitamine in den Verdauungstrakt (vitaminhaltigen Nährstoffe oder Vitamintabletten)
2. Resorption der Vitamine im Magen-Darm-Trakt) (Durchwandern der Vitamine durch die Zellwand)
3. Transport der Vitamine zur Zelle (Transportmedium ist das Blut und die Lymphe)
4. Diffusion oder Osmose (Vitaminaufnahme der Zellen)
5. Umwandlung der Vitamine in ein Co-Enzym (lose Anbindung des Vitamins an ein Enzym)
6. Verbindung des Co-Enzyms (Cosubstrat) mit einem Apoenzym (Kopplung des Vitamins mit dem Enzymeiweiß)
7. Entstehung des Holoenzym (Gesamtenzym in neuer Qualität)

Apoenzym: *Bezeichnung für die „prosthetische Gruppe" (reversible Bindung)*
Coenzym: *Bezeichnung für eine Gruppe von zusammengesetzten Eiweißen (Proteide), dessen nichteiweißartiger Anteil die biologische Funktion bestimmt*
Holoenzym: *Bezeichnung für ein fertiges Eiweiß (Coenzym + Apoenzym = Holoenzym)*
Prosthetische Gruppe: *Ein Oberbegriff, der alle an ein Protein gebundenen Gruppen umfaßt (auch die ohne katalytische Wirkung)*

Viele **Coenzyme** leiten sich von den Vitaminen ab; sie haben ein zugehöriges Vitamin, z. B. Folsäure, Biotin, Pantothensäure, Riboflavin, Pyridoxin etc.
Der Stoffwechsel der Vitamine steht in Abhängigkeit von der jeweiligen Gruppenzugehörigkeit. Der Weg der fettlöslichen Vitamingruppe geht über die Lymphbahn zur Leber an die Zellen, der

Weg der wasserlöslichen Vitamingruppe führt über die Blutbahn zur Leber und zur Zelle.

Alle Vitamine passieren die Leber. Einige werden in ihr gespeichert (Vit. A u. D). Ein Zuviel an Vitaminen wird ausgeschieden.

Die Vitaminsynthese läuft nach eigenen Gesetzmäßigkeiten ab. Beispiele:

- Es werden Darmbakterien benötigt, die das Vitamin B_{12} aus seiner an Eiweiß gebundenen Form freisetzen. Nur Mikroorganismen können Vitamin B_{12} synthetisieren.
- Das Vitamin K wird von Bakterien synthetisiert und danach in der Leber zu dem physiologischen Vitamin K_2 umgebaut.
- Vitamin H (Biotin) wird in hohem Maße ebenfalls über Bakterien synthetisiert, so daß eine Zufuhr von außen eigentlich nicht notwendig wäre.
- Nur bei ausreichender UV-Bestrahlung der Haut kann aus Provitamin D das Vitamin D entstehen. Das Provitamin wird in der Leber aus Cholesterin hergestellt.
- Von der Magenschleimhaut wird der Intrinsic faktor gebildet. Er ist notwendig, um das im Magen-Darm-Trakt aus der Eiweißbildung herausgelöste Vitamin B_{12} zu binden. Nur in dieser Form ist eine Resorption durch die Dünndarmwand möglich.

Rohe Eier enthalten das Glykoprotein Avidin mit einer hohen Bindefähigkeit an Biotin. Beim Erhitzen des Eies wird das Avidin denaturiert.

Provitamine

Provitamine (Vorstufen) sind natürlich vorkommende Verbindungen, aus denen im Stoffwechsel Vitamine gebildet werden können.

Beispiel: Aus dem Provitamin A, dem Beta-Carotin (Farbstoff in rötlich und gelblichen Gemüsesorten) bildet der Körper das Vitamin A.

Mineralstoffe

Mineralstoffe und Vitamine unterliegen im Körper einem ständigen Stoffwechsel. Viele (Metall-)Ionen und bestimmte Vitamine werden für enzymatische Prozesse benötigt. Natrium, Kalium und Chlorid stellen den Hauptanteil der Salze, die für die **Osmose** der Zellen verantwortwortlich sind. Sie haben zudem Bedeutung bei der Aufrechthaltung des **Säure-Basen-Gleichgewichtes** und des **Wasserhaushaltes**. Den größten Anteil am Aufbau der Knochen bildet Kalzium. Der Anteil der Mineralstoffe beträgt 4 % des Körpergewichtes. Mineralstoffe müssen mit der täglichen Nahrung zugeführt werden.

Der Mineralstoffwechsel kann auch als Mineralhaushalt bezeichnet werden, weil einige Mineralstoffe im Körper verarbeitet (Anlagerung im Skelett) und somit nicht ausgeschieden werden.

Die Steuerung des Mineralhaushaltes übernehmen die Nieren. Durch Regulationsmechanismen wird der Gehalt an Mineralstoffen im Körper relativ konstant gehalten. Ein Zuviel an Mineralstoffen wird ausgeschieden, bei verminderter Zufuhr sinkt die Ausscheidung. Die Mineralstoffkonzentrationen und die Zusammensetzung der Mineralstoffe untereinander ist in den intrazellulären und extrazellulären Körperflüssigkeiten unterschiedlich.

Die Aufrechterhaltung des Mineralstoffgleichgewichts soll anhand von **Kalzium** (Kalziumstoffwechsel) dargestellt werden (in Anlehnung an Bäßler, Fekl, Lang 1987):

- Aufnahme in den Magen-Darm-Trakt: 1200 mg
- Ausscheidung
    - aus dem Magen-Darm-Trakt: 900 mg
    - über die Niere (Harn): 250 mg
    - über die Haut (Schweiß): 50 mg

Im Körper existiert ein austauschbarer Ca-Pool von 5 000 mg mit folgender Verteilung:

- in der extrazellulären Flüssigkeit: 1 000 mg,
- in der intrazellulären Flüssigkeit: 3 650 mg,
- im Blutplasma: 350 mg.

Vom Magen-Darm-Trakt werden 600 mg Kalzium an den Pool abgegeben und von diesem 300 mg wieder aufgenommen und ausgeschieden. Die Ausscheidmenge über den Harn und Schweiß erfolgt direkt aus dem Pool. Der Knochenbestand an Kalzium liegt bei 1 040 g. Von dieser Menge werden ständig nur 50 mg über den Pool erneuert.

3.3.2 Resorption des Wassers

Wasser ist der wichtigste organische Bestandteil im menschlichen Organismus.

Wie schon erwähnt, beträgt der Wasseranteil im Durchschnitt etwa 60 – 65 % des Körpergewichts (Abweichungen von 48 bis 80 %). Bei Berechnung in der fettfreien Körpersubstanz steigt der Wasseranteil im Durchschnitt auf 71 bis 73 %. Dieser Flüssigkeitsanteil muß aufrechterhalten und deshalb ständig erneuert werden.

Ohne Flüssigkeitszufuhr überlebt der Mensch nur wenige Tage.

Der Erhalt dieser Flüssigkeitsmenge wird vom Körper verschiedenartig reguliert. Hauptregulationsmechanismen sind das **Schwitzen** und die **Nierentätigkeit**. Der normale Wasserbedarf (2 bis 3 l tägl.) kann unter besonderen Bedingungen, wie extreme körperliche Belastung, sehr trockenes Klima oder überhöhter Salzverbrauch stark ansteigen.

Wenn andererseits ein **Wasserverlust** von über 15 – 20 % auftritt, kann dies zu Kreislaufversagen und Vergiftungserscheinungen führen. So tritt Verwirrtheit bei einem Wasserverlust von etwa 10 % auf. Ein Verlust von ca. 5 % erzeugt Durstgefühl. Die Gründe für einen **hohen Wasserverlust** sind

- starker Durchfall,
- gehäuftes Erbrechen,
- enormes Schwitzen (ohne Flüssigkeitszufuhr über längere Zeit).

Der hierdurch auftretende akute Wassermangel kann durch Flüssigkeitsgabe schnell wieder ausgeglichen werden.

Der Flüssigkeitsverlust kann auch unbemerkt auftreten, so z. B. bei

- inneren Blutungen (massive),
- großflächigen Verbrennungen (hochgradig),
- Diabetes mellitus (unbehandelt),

- Diabetes insipidus.

Andere Ursachen für einen Flüssigkeitsmangel ist die ungenügende Aufnahme von Speisen und Getränken bei vorübergehenden Erkrankungen im Mundbereich, nach Operationen oder bei der Stomatitis. Eine mangelnde Flüssigkeitszufuhr führt immer zu Störungen im Wasserhaushalt und damit zu einer Verschiebung des elektrolytischen Gleichgewichts.
Durch Ernährungsstörungen tritt bei Säuglingen schnell Erbrechen und damit ein Wasserdefizit auf. Gleiches gilt für ältere Menschen, bei denen Durchfall und Erbrechen häufiger ein Kreislaufversagen auslösen kann.

Bei Erbrechenden immer auf genügend Flüssigkeitszufuhr achten und die Kreislauffunktionen kontrollieren.

Dehydratation bezeichnet einen schweren Mangel an Körperwasser im Extra- und Intrazellularraum als Folge biochemischer Störungen. Es treten folgende Symptome auf:

- Teilnahmslosigkeit (Apathie),
- Mattigkeit,
- Beeinträchtigung der Stimme,
- Unruhe,
- trockene Lippen und Zunge, die lederartig aussieht,
- teils offenstehender Mund,
- stark herabgesetzte Urinmenge.

Bei Verschiebung der Flüssigkeit von der Zelle in den Extrazellulärraum (häufig bei Diabetes mellitus und Diabetes insipidus) spricht man von einer **Exsikkose**. Dabei entsteht eine trockene und schlaffe Haut.

Infolge einer Plasmaverschiebung kann es zu einem Kreislaufschock kommen. Der Schockzustand ist zunächst durch eine vermehrte Harnausscheidung (Polyurie) gekennzeichnet. Diesem Stadium folgt eine verminderte Harnausscheidung (Oligurie) bis hin zum Harnstillstand mit tödlichem Ausgang

Der Gegensatz zur Dehydration bzw. Exsikkose ist die Wasseransammlung im Körper, das Ödem.

Im **intrazellulären Raum** *ist der Hauptanteil des Wassers gebunden. Enzymatische Reaktionen laufen nur im Beisein von Wasser ab. Der extrazelluläre Raum umfaßt Blutplasma und Gewebsflüssigkeit. Diese Kompartimente sind für den Transport und die Weitergabe der Nährstoffe an die Zellen verantwortlich.*

In dem Buch „In Wind Sand und Sterne" beschreibt Antoine de Saint Exupéry, anschaulich, die Symptome des Durstes (Antoine de Saint-Exupéry: Wind, Sand und Sterne. Karl Rauch Verlag, Düsseldorf, 20. Auflage 1994, Seite 160 ff):

> 7. Die Wüste
> Der Westwind weht, der den Menschen in neunzehn Stunden ausdörrt. Noch ist mein Schlund offen, aber schon hart und schmerzhaft. Ein leises Rasseln kann ich auch schon vernehmen. Bald kommt der Husten, den man mir beschrieben hat und auf den ich schon lange warte. Meine Zunge ist mir im Wege. Das Schlimmste aber ist, das ich leuchtende Flecken sehe. Wenn diese zu

Flammen werden, stürze ich zusammen. Wir gehen schnell, um die Kühle des jungen Tages auszunützen. Wir wissen wohl, daß wir in der hellen Sonne nachher nicht mehr weiterkönnen. In der hellen Sonne ...
Wir dürfen nicht mehr schwitzen, wir dürfen keine Zeit verlieren. Denn selbst diese Kühle hat nur achtzehn Prozent Luftfeuchtigkeit; der Wind mit seiner verlogenen Liebkosung kommt aus der Wüste. Unser Blut verdunstet! Ich fühle keinen Hunger, nur Durst. Dabei hatte ich so gut wie nichts zu essen gehabt, am ersten Tag einige Trauben, seitdem eine halbe Apfelsine und etwas Kuchen. Für mehr Nahrung hatten wir keinen Speichel gehabt. Der Durst aber ist allmächtig, eher noch die Folgen des Durstes: die harte Kehle, die Zunge aus Gips, das Rasseln im Schlund und ein ekliger Geschmack im Mund ...
Wasser, du hast weder Geschmack noch Farbe, noch Aroma. Man kann dich nicht beschreiben. Man schmeckt dich, ohne dich zu kennen. Es ist nicht so, daß man dich zum Leben braucht: du selber bist das Leben!

3.4 Stoffwechsel der Zellen

3.4.1 Kohlenhydratstoffwechsel

Funktion der Kohlenhydrate (KH)

- Energiequelle (Monosaccharid = Glukose)
- Reservestoff (Polysaccharid = Glykogen)
- Stützfunktion (an Eiweiß gebundenes KH = in Knorpel und Bindegewebe)
- Glykoprotein (an Eiweiß gebundenes KH = Immunglobuline und Blutgruppensubstanz)

Verdauung der Kohlenhydrate

Für die Verdauung müssen alle Polysaccharide in Monosaccharide gespalten werden. Das geht nur über die Zwischenstufen Oligosaccharid, Trisaccharid und Disaccharid. Nur bei Aufnahme von Traubenzucker und Fruchtzucker muß keine Aufspaltung erfolgen.

Polysaccharid → Disaccharid → Monosaccharid

Beispiele:

Dextrin → Maltose → Glukose
Laktose → Glukose

Aufspaltung und Transport der Kohlenhydrate

Die Aufspaltung erfolgt in den Körperbereichen, in denen die aufspaltenden Enzyme für die Kohlenhydrate, die Amylasen, vorhanden sind. Im Speichel und im Pankreassaft wird die α-Amylase gebildet. Im Dünndarn befindet sich die α-Glukosidase und die β-Galaktosidase. Als Endprodukte der Kohlenhydratverdauung entstehen im Darm Glukose, Fruktose und Galaktose. Die Resorption erfolgt über den Dünndarm in die Pfortader; die Einfachzucker werden zur Leber transportiert.

Dünndarm → Pfortader → Leber

In der Leber wird der Zucker in seiner verschiedenen Monosaccharidform auf unterschiedliche Weise weiter verwertet: Glukose, die in der Leber nicht zu Glykogen umgebaut wurde, gelangt zu den Zellen, um in den Mitochondrien verbrannt zu werden. Andererseits kann bei

Bedarf das gespeicherte Glykogen wieder in Glucose umgewandelt und zur Regulation des Blutzuckerspiegels ins Blut abgegeben werden.
Ein **Blutzuckeranstieg** erfolgt durch Ausschüttung von

- Glukagon,
- Adrenalin,
- Glukokortioiden.

Umgekehrt bewirkt **Insulin** eine **Blutzuckersenkung**.
In der Leber sind bis zu 150 g Glykogen gespeichert. Es dient hauptsächlich zur Aufrechterhaltung des **Grundumsatzes**.
In der Muskelmasse kann ein weiteres Glykogenpotential aufgebaut werden, das im Durchschnitt etwa 500 g (200 bis 700 g) beträgt und ein Energievolumen von ca. 2 050 kcal (etwa 8 300 KJ) darstellt.

Die Speicherung von Kohlenhydraten erfolgt in der Leber und im Muskel in Form von Glykogen.

Ablauf des Kohlenhydratstoffwechsels
Polysaccharide werden aufgespalten in Disaccharide und Disaccharide in Monosaccharide; die Monosaccharide gehen in den intermediären Stoffwechsel ein.

1. Glukose, Fruktose sowie Galaktose wird aufgenommen und in Brenztraubensäure umgewandelt.
2. Die Brenztraubensäure zerfällt in Äthanol, aktivierte Essigsäure und Milchsäure.
3. Das Äthanol wird ausgeschieden als ein Rest Äthanol und Kohlendioxid, die Milchsäure wird im Muskel verbraucht. Die aktivierte Essigsäure geht in den Zitronensäurezyklus ein.
4. Vom Zitronensäurezyklus wird Kohlendioxid ausgeschieden und ein Teil in die Atmungskette überführt, von dem der Wasseranteil ebenfalls ausgeschieden wird.

3.4.2 Fettstoffwechsel

Funktion der Fette

- Energiequelle (Verbrennung der Triglyzeride)
- Nahrungsreserve (Rückspaltung der Fetteinlagerung)
- Schutzstoff (Nierenfett, Organfett zur Polsterung)
- Glykolipide (Rezeptorenbestandteil)
- Steroide (Fettverdauungsfunktion)
- Spezifikum (Hormonbestandteil, Zellbestandteil)

Verdauung der Fette
Damit Fette optimal verdaut werden können, müssen sie vor ihrer Spaltung emulgiert werden.
Eine Sonderstellung nehmen die mittelkettigen Triglyzeride ein. Als Emulgatoren wirken die Salze der **Gallensäuren**. Sie werden in der Leber gebildet und stellen das Hauptabbauprodukt des Cholesterins dar. Durch die Gallensäuren sinkt die Oberflächenspannung der Fettmoleküle; damit wird die Voraussetzung für die Wirkung der Verdauungsenzyme (Lipasen) geschaffen. Außerdem aktivieren Gallensäuren die **Lipasen**.
Bildungsort der Lipasen sind die A-Zellen der Langerhansschen Inseln der **Bauchspeicheldrüse**. Die Gallensäuren und Lipasen gelangen über Gänge in das Duodenum. Damit beginnt die Verdauung der Fette im oberen Abschnitt des Dünndarms.

Im Magen findet keine Fettverdauung statt!

Die langkettigen Triglyzeride werden in Fettsäuren und Glyzerin aufgespalten. Das Glyzerin (einwertiger Alkohol) wird in den Zellen verbrannt. Die Fettsäuren werden ebenfalls verbrannt oder zu spezifischen Aufgaben umgebaut.

Die Verbrennung von Nahrungsbausteinen erfolgt in den Mitochondrien der Zellen.

Transport der Fette

1. Mittelkettige Triglyzeride gelangen über das Pfortadersystem in die Leber.

2. Langkettige Triglyzeride werden über das Lymphsystem geführt und erreichen am Hohlvenenübergang die Blutbahn.

Bei ungenügender oder fehlender Gallensäureproduktion erfolgt eine mangelhafte Emulgierung der Fette. Daraus kann eine Fettverdauungs- und Fettstoffwechselstörung entstehen.

Mittelkettige Triglyzeride können durch Lipasen aufgespalten werden, selbst wenn diese vorher ungenügend oder überhaupt nicht emulgiert wurden. Ebenso gelangen diese Spaltprodukte ohne Lipid-Mizellenbildung durch die Dünndarmmukosa zur Aufnahme in das Pfortadersystem.

Langkettige Triglyzeride müssen emulgiert werden! Nur dann können sie in Glyzerin und Fettsäuren gespalten werden. Die entstandenen langkettigen, freien Fettsäuren gelangen erst nach erfolgter **Lipid-Mizellenbildung** durch die Dünndarmmukosa zur Aufnahme in die Lymphbahn.

Lipid-Mizellen stellen einen wichtigen Mechanismus der Fettresorption dar.

Ablauf des Fettstoffwechsels

In den Zellen werden die Fettsäuren schrittweise abgebaut (oxydiert) und gelangen so zur Verwertung:

1. zum direkten Energiegewinn in den Zitratzyklus oder
2. zum Aufbau körpereigener Substanzen, wie z. B.
   - Synthese des Cholesterins,
   - Synthese der Gallensäuren,
   - Synthese der Steroidhormone,
   - Aufbau des Provitamin D.

Das aufgenommene Fett wird im Rahmen des Fettstoffwechsels in seine Ausgangsstoffe zerlegt. Daraus baut der Körper eigene Fette auf. Bei Bedarf besteht die Möglichkeit, Kohlenhydrate in Fett und Fett in Kohlenhydrate umzuwandeln.

Der **Fettabbau** und **Fettaufbau** sind umkehrbare Vorgänge:

$$\text{Glyzerin + Fettsäuren} \underset{\text{Verseifung}}{\overset{\text{Veresterung}}{\rightleftarrows}} \text{Fett + Wasser}$$

Veresterung = Kondensation = Abbau
Verseifung = Hydrolyse = Aufbau

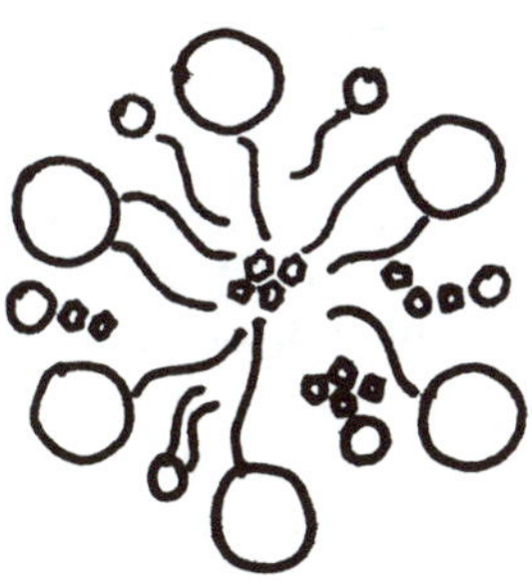

Abb. 16: Aufbau einer Mizelle

3.4.3 Eiweißstoffwechsel

Funktion der Eiweiße

Eiweiße dienen im Organismus in erster Linie als **Baustoff**. Nur bei einem Überschuß an Eiweiß wird es zur Energiegewinnung genutzt.

Der Mensch nimmt Eiweiße in unterschiedlichster Form und Zusammensetzung aus den Lebensmitteln auf. Die angebotenen Eiweiße werden vom Körper unterschieden und nach einer „inneren" Wertskala in drei Kategorien eingeteilt:

1. biologisch „wertvolles Eiweiß", deren Umbau sich „lohnt" und vorgenommen wird,
2. biologisch „minderwertiges Eiweiß", deren Umbau sich „nicht lohnt" und das über die Darmpassage (Stuhl) wieder ausgeschieden wird,
3. toxisches Eiweiß, wodurch der Körper angeregt wird ein Gegenmittel aufzubauen. Auf diesem Prinzip beruht unser Immunsystem.

Verdauung der Eiweiße

Die Eiweißverdauung beginnt im Magen und wird im Dünndarm fortgesetzt. Durch die im Magen vorhandene **Salzsäure** denaturieren die Eiweißstoffe, d. h. sie gerinnen.

Verdauungsenzyme für Eiweiße

- Magen: verschiedene Pepsinarten
- Zwölffingerdarm: Trypsinogen als Vorstufe des Trypsins und Chymotripsinogen als Vorstufe des Chymotripsins
- Dünndarm: Aminopeptidasen und Dipeptidasen

Trypsinogen und Chymotripsin werden in der **Bauchspeicheldrüse** in den A-Zellen der Langerhansschen Inseln als Vorstufen gebildet.

Das im Magen befindliche Pepsin spaltet die durch die Salzsäure denaturierten Eiweiße in Polypeptide und teils in Peptide, die dann im Dünndarm vollständig zu Aminosäuren aufgespalten werden. Über die Dünndarmzotten gelangen die Aminosäuren in die Blutbahn und werden über die Pfortader zur Leber transportiert.

Aus den Aminosäuren entstehen körpereigene Eiweiße, z. B.

- Enzyme und Hormone,
- Nukleinsäuren (Purine, Purimidine),
- Glykoproteine und Glykolipide,
- Blutbestandteile usw.

Sie unterliegen einem ständigen, zeitlich begrenzten Zerfall. Somit stellt der Eiweißstoffwechsel einen ständigen Kreislauf des **Aufbaus (Anabolismus)** und **Abbaus (Katabolismus)** dar. Zwischen Auf- und Abbau befinden sich die Eiweiße in einer labilen Mischphase.

Die Gesamtheit aller Aminosäuren im intra- und extrazellulären Raum wird als labile Mischphase bezeichnet.

Nahrungsprotein	→	labile	→	körpereigene
Peptide und Aminosäuren		Misch-	↑	Eiweiße
		phase	←	

In der labilen Mischphase können die Eiweiße gespalten, ausgeschieden oder auf eine andere Art verwertet werden, z. B.

- zur Energiegewinnung,
- Bildung von Harnstoff,
- Bildung von Ammoniumionen NH_4^+.

Der Aufbau eines körpereigenen Eiweißes erfolgt nach einem genetisch festgelegten Schema. Dabei entsteht aus zwei Aminosäuren ein Dipeptid, mehrere Aminosäuren ergeben ein Polypeptid. Die einzelnen Aminosäuren lagern sich in einer bestimmter **Sequenz** (Reihenfolge) aneinander und bilden so ein Proteinmolekül.

Jedes Eiweiß hat eine bestimmte, genetisch festgelegte Aminosäuresequenz.

3.4.4 Stoffwechselfunktion der Vitamine

Die Vitamine nehmen im Körper durch ihre katalytische Wirkung eine Sonderstellung ein. Sie wirken jedoch nicht allein, sondern werden immer in **Coenzyme** oder in die **prosthetische Gruppe** von Enzymen eingebaut.

Coenzyme sind niedermolekulare, nicht eiweißgebundene organische Moleküle, die eine Vielzahl lockere und meist kurzzeitige Verbindung mit einem Enzym eingehen.

Nur durch diese Verbindung behält das Enzym seine ursprüngliche Fähigkeit. Nach Beendigung der Aufgabe löst sich diese Verbindung wieder, kann aber bei Bedarf im selben Augenblick wieder aufgebaut werden. Einige Coenzyme entstehen aus Vitaminen.

Prosthetische Gruppe bezeichnet nicht eiweißartige Verbindungen, die beim Eiweißaufbau zu den Aminosäuren hinzutreten, z. B. Phosphate, Kohlenhydrate oder Biotin.

Schritte des Vitaminstoffwechsels (Schlieper 1992)

Vitamine, fett- u. wasserlösliche
↓
Resorption aus dem Darmtrakt
↓
Transport über Blut, Lymphe, Pfortader
↓
Aufnahme in die Zellen
↓
Umwandlung zum Coenzym
↓
Verbindung mit einem Apoenzym
↓
Entstehung eines Holoenzyms

3.4.5 Stoffwechselfunktion der Mineralstoffe

Die Zufuhr von Mineralstoffen ist unentbehrlich. Viele von ihnen spielen eine wichtige Rolle bei enzymatischen Prozessen. Die wichtigsten **Aufgaben** der Mineralstoffe sind

- Aufrechterhaltung des osmotischen Drucks,
- Schaffung von Löslichkeitsbedingungen,
- Beeinflussung der Enzymtätigkeit.

Der Mineralstoffbestand im Körper wird konstant gehalten. Bei Untergang von Zellgewebe werden Mineralstoffe frei und meist ausgeschieden, umgekehrt ist der Neuaufbau von Zellgewebe von bestimmten Mineralstoffen abhängig. Dabei werden manche Mineralstoffe (z. B. Eisen und Jod) in **Enzyme** eingebaut oder wie das Kalzium **fester Bestandteil** der Knochen.
Eine allgemeine Betrachtung des Mineralstoffwechsels ist kaum möglich, weil jeder Mineralstoff einzeln dargestellt werden müßte. Jedes Mineral weist eine bestimmte Wirkung auf. Diese kann in

Abhängigkeit von der aufgenommenen Menge den eigentlichen Bedarf unterschreiten, zum anderen durch Überschreitung eine toxische Wirkung zeigen.
Die Aufrechterhaltung der einzelnen Mineralstoffkonzentrationen erfolgt auf unterschiedliche Weise. Die Nieren regeln z. B. das Natrium- und Chlorionen-Gleichgewicht (Na^+- und Cl^--Gleichgewicht).
Neben allen anderen Mineralstoffen (K^+, Ca^{2+}, Mg^{2+}, SO_4^{2-} usw.) und deren vielfältigen Aufgaben nimmt das **Natriumchlorid** (NaCl, Kochsalz) eine besondere Stellung ein. Es ist für den osmotischen Druck im **extrazellulären Raum** verantwortlich.
Mineralstoffverschiebungen treten bei krankhaften Veränderungen, starkem Durchfall oder bei extremen Wasser- und Blutverlusten auf.

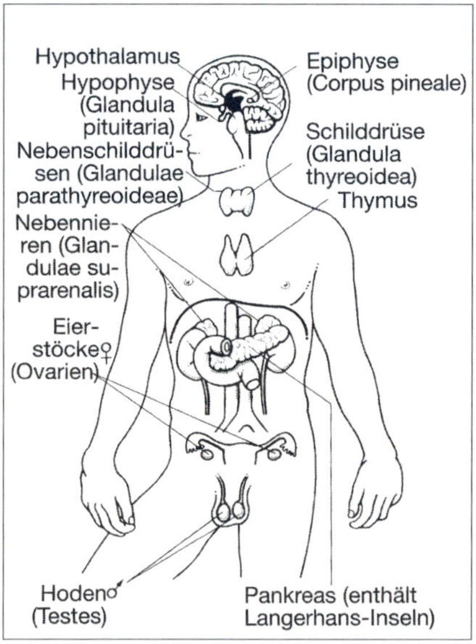

Abb. 17: Hormonbildende Organe (Quelle: Brooker, C.: Struktur und Funktion des menschlichen Körpers. Ullstein Mosby, Wiesbaden 1996)

3.5 Hormone und Enzyme

Die Koordination der zahlreichen Informationen und biochemischen Prozesse, die im Körper ablaufen, übernehmen **Hormone** (Botenstoffe) und **Enzyme** (Biokatalysatoren). Jedes Hormon und Enzym wirkt ganz spezifisch nach dem sogenannten „Schlüssel-Schloß-Prinzip".
Die Enzym- und Hormonforschung ist eine relativ junge Disziplin, die erst in diesem Jahrhundert begann. Gesundheitliche Auswirkungen bei Schädigung oder Ausfall der einen oder anderen endokrinen Drüse waren jedoch schon lange bekannt.

Hormone *sind Botenstoffe im Körper, die Organfunktionen steuern und regulieren.*

Enzyme *sind Biokatalysatoren, die im Körper für den Ablauf biochemischer Reaktionen verantwortlich sind.*

3.5.1 Anatomie des endokrinen Systems

Hormondrüsen:
- Zirbeldrüse (Corpus pineale, Epiphyse)
- Hirnanhangdrüse (Hypophyse)
- Nebenschilddrüsen (Glandula parathyroidea)
- Schilddrüse (Glandula thyroidea)
- Innere Brustdrüse (Thymus)
- Nebennieren (Glandula suprarenalis)
- Bauchspeicheldrüse (Pankreas)
- Geschlechtsdrüsen: Hoden und Eierstöcke (Testis und Ovarium)

Tab. 9: Bildungsorte der Hormone und ihre Bedeutung für die Verdauung

Hormon	Bildungsort	Bedeutung für die Verdauung
Melatonin	Zirbeldrüse	Schlaf-Wach-Rhythmus
Vasopressin	Hirnanhangdrüse	Blutdrucksteigerung, Einfluß auf die Harnproduktion und -ausscheidung
Parathormon	Nebenschilddrüse	Regulierung des Kalzium- und Phosphathaushalts
Trijodthyronin (T_3), Thyroxin (T_4)	Schilddrüse	Anregung des Stoffwechsels (Grundumsatzerhöhung) und der Wachstumsvorgänge
Verschiedene hormonähnliche Substanzen	Thymus	Bildung der weißen Blutkörperchen
Adrenalin, Noradrenalin	Nebenniere (Mark)	Erhalt und Steigerung des Blutdrucks, Adrenalinerhöhungen steigern den Blutzucker durch vermehrte Zuckerausschüttung aus der Leber, Anti-Streß-Hormon
Hydrokortisol, Cortisol und ähnliche Verbindungen	Nebenniere (Rinde)	Regulierung des Wasserhaushalts, des Natrium- und Kaliumstoffwechsels, Wirkungen auf den Eiweißstoffwechsel und Kohlenhydrathaushalt, entzündungshemmende Wirkung
Insulin, Glukagon	Bauchspeicheldrüse	Insulin reguliert den Zuckerstoffwechsel (Senkung des Blutzuckerspiegels), Glukagon steigert den Blutzuckerspiegel (Gegenspieler des Insulins)

Die Hormone der Bauchspeicheldrüse stammen aus den **endokrinen** *Drüsenteilen, in den* **exokrinen** *Anteilen werden Verdauungsenzyme, wie Amylasen, Lipasen usw., gebildet.*

Zur Zeit sind etwa 30 Hormone bekannt, die von acht verschiedenen Drüsen des endokrinen Systems gebildet werden. Die Drüsen geben die produzierten Substanzen, d. h. die Hormone (Inkrete), direkt in die Blutbahn ab. Hormone wirken meist entfernt von ihrem Entstehungsort und sind schon in kleinsten Mengen hoch wirksam. Künstlich hergestellt werden sie als Arzneimittel auf vielfältige Weise genutzt.

Von den Enzymen sind derzeit etwa 2 000 bekannt. Ihr Bildungsort ist häufig die Zelle selbst. Der gesamte Hormon- und Enzymhaushalt wird über das zentrale Nervensystem, vor allem über die Hypophyse, gesteuert.

Die Hormone wirken unabhängig voneinander, ihre Effekte auf den Organismus stehen jedoch in einem bestimmten Gleichgewicht.

Störung des Gleichgewichtes

Eine Störung des Homonhaushalts kann sich als Erhöhung des Hormonspiegels oder als ein Hormonmangel äußern:

- Erhöhung des Hormonspiegels: **Überfunktion** (Hyperfunktion),
- Hormonmangel: **Unterfunktion** (Hypofunktion).

Die Krankheitsbilder ergeben sich demnach aus einer Hyper- bzw. Hypofunktion einer endokrinen Drüse. Die Symptome sind häufig vom Zeitpunkt der Krankheitsentstehung abhängig. Beispiel: Typ-I-Diabetes (sog. juvenile Form) und Typ-II-Diabetes (sog. Altersdiabetes).

3.5.2 Einflußfaktoren auf die Hormonwirkungen

Alle Enzym- und Hormonwirkungen laufen im Organismus unter ganz bestimmten Bedingungen ab. Die Voraussetzungen, die für einen reibungslosen Ablauf erfüllt werden müssen, können von **Außenfaktoren** beeinflußt werden, wie

- Körpertemperatur: das Optimum liegt bei 37 °C,
- PH-Wert: je nach Enzym zwischen 7,5 – 10,
- Normaldruck: ca. 760 mm Hg,
- wäßriges Milieu, z. B. Blut, Lymphe, Magensaft,
- vorhandene Metallionen, z. B. Magnesium,
- prosthetische Gruppe (Enzym bleibt gebunden).

Unter Außenfaktoren versteht man Bedingungen außerhalb des Enzymsystems, nicht jedoch außerhalb des Körpers.

Bei Temperaturerhöhung über 40 °C (Fieber) denaturieren die Enzyme.

Man unterscheidet die Enzyme entsprechend ihrer Wirkung. Sie ist – mit wenigen Ausnahmen – an der Wortendung „-ase“ erkennbar. Beispiele: Lipase, Amylase, Hydrolase usw.

Wirkungsweise

Chemische Reaktionen laufen mit sehr hohen Geschwindigkeiten ab. Das wäre aufgrund der verhältnismäßig niedrigen Temperatur von 37 °C im menschlichen Organismus nicht möglich, würde der Körper nicht über spezifisch wirkende **Katalysatoren** verfügen. Das sind **Enzyme**, die den chemischen Reaktionsablauf durch ihre Anwesenheit beschleunigen oder ihn überhaupt erst möglich machen.

Enzyme nehmen aktiv am Reaktionsgeschehen teil, gehen aber danach unverändert aus der Umsetzung wieder heraus.

Enzyme greifen nicht einfach in die Reaktion ein. Vielmehr stellen sie den Anstoß dar, den die Reaktionskaskade braucht, um ablaufen zu können. Dadurch beschleunigen Enzyme die Reaktion und somit die Wiederherstellung des chemischen Gleichgewichts.
Die Wirkung der Enzyme beruht darauf, daß sie bestimmte Abläufe in Teilschritte zerlegen, indem sie sich mit dem Ausgangsstoff (Substrat) verbinden. Es entsteht ein Enzym-Substrat-Komplex. In den nachfolgenden Reaktionen wird dieser Komplex immer weiter zerlegt, bis schließlich die Endprodukte frei werden. Erst zu diesem Zeitpunkt löst sich

das Enzym aus dem Komplex, um für neue Reaktionen verfügbar zu sein.

3.5.3 Enzymdiagnostik

Die Enzymdiagnostik basiert auf der Bestimmung von **Enzymaktivitäten im Serum**. Bei pathologischen Veränderungen kommt es zu einem Anstieg der Konzentration von bestimmten Enzymen im Blut. Die pathologischen Werte können Aufschluß über das betroffene Organ (Leber, Pankreas, Herz) oder die Schwere der Erkrankung geben.

3.5.4 Gentechnologie

Der Nutzen und das Risiko gentechnisch hergestellter Lebensmittel erlangt in der Öffentlichkeit zunehmend an Interesse. Das Thema wird kontrovers diskutiert, obwohl die gentechnische Lebensmittelherstellung bereits weltweit eine Schlüsselstellung eingenommen hat. Bei kontrollierter Anwendung und verantwortungsbewußtem Umgang mit der Gentechnologie, ist das Restrisiko sicher gering zu halten. Schließlich ist man seit mehr als tausend Jahren bemüht, Lebensmittel zu verändern, d. h. biochemisch zu verbessern, anfangs wahrscheinlich unbewußt, doch mit zunehmender Erfahrung gezielt. Man denke nur an die Herstellung von Sauerteig beim Brotbacken, an die Essig- oder die Joghurtherstellung.

Die ablehnende Haltung gegenüber gentechnisch hergestellten Lebensmitteln beruht auf Unsicherheit und die Angst vor Gefahren, die die Gentechnik mit sich bringen könnte. Darüber hinaus herrscht eine große Unwissenheit über die Möglichkeiten und Machart bei der gentechnologischen Herstellung von Lebensmitteln.

Um diese Unsicherheiten und Ängste abzubauen, bedarf es noch viel Aufklärungsarbeit. Detaillierte und sachliche Information mit Angabe eventueller Gefahren sowie der Darstellung der Grenzen und Ziele der Gentechnologie wäre ein wichtiger Schritt in diese Richtung.

Derzeit gibt es gentechnisch veränderte Kartoffeln, Zuckerrüben und Raps. Bei Kartoffeln führte die Veränderung zu einer Erhöhung lebenswichtiger Aminosäuren.

Im medizinischen Bereich wird die Gentechnologie bereits erfolgreich zur Herstellung von Impfstoffen und Arzneimitteln eingesetzt. Das beste Beispiel ist die Herstellung des Insulins für Diabetiker und des Gerinnungsfaktors für Bluter. Durch die Gentechnologie konnte die Verträglichkeit des Insulins verbessert und das Risiko für Bluter durch Wegfall der sonst gebrauchten Blutkonserven minimiert werden. Die Gentechnologie hat aber sicher auch ihre Grenzen; wo sich diese befinden, wird die zukünftige Forschung zeigen.

Lernkontrolle und Übungen

1. Erklären Sie den Begriff Stoffwechsel!
2. In welchem Abschnitt im Körper beginnt jeweils die Verdauung der Fette, Kohlenhydrate und Einweiße?
3. Erklären Sie den Verdauungsvorgang der Kohlenhydrate!
4. Erklären Sie den Verdauungsvorgang der Eiweiße!

5. Erklären Sie den Verdauungsvorgang der Fette!

6. Welche Rolle spielen die Enzyme bei der Verdauung?

7. Erläutern Sie die Begriffe „gesättigte“ und „ungesättigte“ Fettsäuren!

8. In welcher Form wird zuviel aufgenommenes Fett gespeichert?

9. In welcher Form werden Fette im Körper transportiert?

10. Warum haben fette Speisen eine längere Verweildauer im Magen?

11. Erläutern Sie die Begriffe Proteine und Proteide!

12. Erläutern Sie die Denaturierung von Eiweißstoffen!

13. Bei welchem Mineralstoff kann es mitunter zu einem Mangel kommen?

14. Wodurch kann ein Mineralstoffmangel bedingt sein?

15. Welche Erscheinungen treten bei Vitamin-C-Mangel auf?

16. Was geschieht, wenn bei einem Menschen ein Wasserverlust von ca. 20 % auftritt?

17. Wie wird im Körper der Wasserhaushalt geregelt?

18. Worin besteht die Aufgabe des Dickdarms?

19. Welche Nährstoffe gehen durch die Darmzotten sofort in die Blutbahn?

20. Durch welche Enzyme werden Kohlenhydrate im Dünndarm aufgespalten?

4 DIÄTETIK

4.1 Definition und Diätformen

Der Begriff **Diät** stammt aus dem Griechischen (diaita = Lebensweise) und war gleichbedeutend mit Krankenkost, wobei man hauptsächlich in Diäten mit qualitativen Veränderungen unterschied. Heute ist die **Diätetik** ein Teilgebiet der modernen Medizin, das die neuesten Erkenntnisse der Ernährungswissenschaften zielgerichtet und komplex anwendet. Damit ist die Diätetik über die Ernährung zu einer **Therapieform** geworden, die klar definierte Ziele verfolgt.

Unter Diätetik versteht man den zielgerichteten Einsatz von Ernährung als Therapie, um
- *bestimmten Funktionsstörungen vorzubeugen,*
- *gestörte Anpassungsfähigkeiten des Körpers auszugleichen,*
- *die Ernährung in der Krankheitsphase optimal zu gestalten,*
- *Krankheiten zu heilen.*

Bei nichtdiätbedürftigen Menschen bietet die Diätetik eine breite Anwendungspalette zur Gesunderhaltung und zur Behandlung unspezifischer Beschwerden.
In der Diätetik wurden in den letzten Jahren sehr viele Begriffe für die verschiedenartigsten Diäten geprägt und neu eingeführt, so daß es sehr schwierig war, einen gemeinsamen begrifflichen Nenner zu finden. Die Deutsche Gesellschaft für Ernährungsmedizin (DGEM) gibt mit ihrem **Rationalisierungsschema** kurzgefaßte Anleitungen zu wissenschaftlich gesicherten Diäten.

Vollkost und leichte Vollkost
Vollkost ist eine Kost, die
- den Bedarf an essentiellen Nährstoffen deckt,
- den Energiebedarf berücksichtigt,
- präventive Erkenntnisse der Ernährungsmedizin einbezieht,
- den sonst üblichen und normalen Ernährungsgewohnheiten angepaßt ist.

Leichte Vollkost entspricht einer Ernährung, die
- im Gegensatz zur Vollkost Lebensmittel und Speisen meidet, die erfahrungsgemäß häufig Unverträglichkeiten auslösen,
- bei unspezifischen Intoleranzen gegenüber bestimmten Lebensmitteln und Speisen empfohlen wird.

Energiedefinierte Diäten
Energiedefierte Diäten sind angezeigt, wenn durch Überernährung manifestierte Stoffwechselveränderungen und Erkrankungen, wie Adipositas und Diabetes mellitus, ungünstig beeinflußt werden.

Die **Reduktionskost** *enthält alle essentiellen Nährstoffe, der Gesamtenergiegehalt ist aber wesentlich reduziert. Bei 4 bis 5 Mahlzeiten pro Tag werden 1 500 kcal aufgenommen.*

Die **Diabeteskost**, ein Komplex aus verschiedenen diätetischen Maßnahmen, ist abhängig vom Diabetes-Typ. Grundsätzlich gilt:

- Gewichtsreduktion oder Normalisierung bei mehr als 10 % des Normalgewichtes bzw. mehr als 25 kg/m Body-Mass-Index,
- Aufnahme von weniger als 10 Energie % in Form von gesättigten Fetten (d. h. wenig tierisches Fett, außer Fisch, Zufuhr mehrfach ungesättigter Fette),
- Bevorzugung komplexer Kohlenhydrate in Form von naturellen Ballaststoffen,
- Meidung übermäßiger Eiweißzufuhr (0,8 g/kg Körpergewicht),
- Verringerung der Kochsalzzufuhr (weniger als 6 g/d).

Die **Diät bei Hyperlipidämie** ist gekennzeichnet durch

- einen Fettanteil < 30 Energie %,
- Austausch der gesättigten Fette (max. 10 Energie % oder 1/3 der Gesamtfettmenge) gegen mehrfach ungesättigte Fette,
- Beschränkung der Cholesterinzufuhr (< 300 mg),
- Meidung von Mono- und Disacchariden, insbesondere bei Übergewicht,
- Meidung von Alkohol, Bevorzugung von Vitamin-E-haltigen Nahrungsmitteln (Pflanzenöle, Vollgetreideprodukte).

Für eine **Diät bei Hyperurikämie** (Gicht) gilt grundsätzlich:

- die Meidung purinstickstoffhaltiger Rohstoffe, insbesondere tierische Produkte wie Fleisch und Innereien sowie Hülsenfrüchte,
- **purinarme Kost:** höchstens 3 000 mg Harnsäure/Woche,
- **streng purinarme Kost:** höchstens 2 000 mg Harnsäure/Woche,
- Meidung von Alkohol (enthält Purine und stimuliert die Harnsäuresynthese),
- Anpassung des Körpergewichts an das Sollgewicht,
- ausgewogene und disziplinierte Ernährungsgewohnheiten prägen (Exzesse vermeiden!).

Protein- und elektrolytdefinierte Diäten

Die wichtigsten Indikationen in dieser Gruppe sind Bluthochdruck sowie Leber- und Nierenfunktionsstörungen. In allen Fällen sind diese Diäten **eiweiß-** und **natriumarm**.

Eiweißdefinierte Diät:

- mäßig eiweißarm: ca. 0,6 g Eiweiß/kg Körpergewicht, 40 g/d
- streng eiweißarm: ca. 0,35 g Eiweiß/kg Körpergewicht, 25 g/d, gleichzeitig phosphatarm (< 800 mg/d)

Natriumdefinierte Diät:

- mäßig natriumarm: 102 mmol Na, 6 g Kochsalz/d
- natriumarm: 51 mmol Na, 3 g Kochsalz/d

Gastroenterologische und Sonderdiäten

Aufgrund einer großen Vielzahl von Erkrankungen und deren Verläufe ergibt sich kein einheitlicher ernährungstherapeutischer Ansatz, speziell bei Magen- und Darmerkrankungen, Erkrankungen der Pankreas sowie verschiedener Stoffwechselerkrankungen, bei denen Varianten der sog. Schonkost angewendet werden. Diese Diäten werden organspezifisch bzw. symptomspezifisch adaptiert.

Gastroenterologische Diäten:
- Diät bei Malassimilation infolge eines Kurzdarmsyndroms, Pankreasinsuffizienz (ballaststoffarm, glutenfrei, fettarm, laktosereduziert, oxalsäurereduziert)
- Kostaufbau bei gastroenterologischen Erkrankungen wie Pankreatitis, nach parenteraler (künstlicher) Ernährung
- Glutenfreie Kost bei Zöliakie/Sprue
- Ballaststoffreiche Kost bei Obstipation und Divertikulose
- Ballaststoffreduzierte Kost bei Stenosen
- Zuckerreduzierte Kost beim Dumping-Syndrom
- Laktosefreie oder -reduzierte Kost bei Laktoseintoleranz
- Chemisch definierte Formeldiäten (Austronautenkost, Elementar-, Peptiddiät) bei chronisch entzündlichen Darmerkrankungen

Seltene Diätformen:
- Kohlenhydratreiche und fettreduzierte Kost bei Porphyrie (Hämoglobinstoffwechselstörung)
- Definierter Aminosäuregehalt bei angeborenen Störungen des Aminosäurestoffwechsels
- Galaktose-, fruktosefreie und -reduzierte Diäten bei Galaktosämie, Galaktokinesemangel, Fruktoseintoleranz
- Allergenfreie Diäten bei Lebensmittelallergien

Diagnostische Diäten:
- Allergensuchdiät
- Diät mit definiertem Fettgehalt
- Hämoglobinfreie Diät u. a.

4.2 Kritische Anmerkungen zu Diäten

Ernährung stellt einen wichtigen **Gesundheitsfaktor** dar, bezogen auf die medizinische Behandlung diätbedürftiger Patienten ist sie sogar eine **Therapie**.
Ernährung ist immer, gerade auch in der Pflegepraxis, ein **individualisierter** Prozeß.
Die statistischen Zahlen zeigen eine ständige Zunahme therapiebedürftiger Stoffwechsel- und Organkrankheiten, die ernährungsbedingt oder direkt bzw. indirekt ernährungsabhängig sind. Mit der möglichen Selbstindikation und Eigentherapie können deshalb auch Fehler begangen werden.
Für die ernährungsspezifische Anwendung benötigt man **Wissen**, **Bereitschaft** und **Selbstdisziplin** und vor allem einen Blick für eine positiv zu betrachtende Realität. Zur Gewohnheit gewordene Rituale und Ernährungsfehler stellen ein Problem dar und müssen abgebaut werden.
Ziel der Ernährungs- und Diätberatung:
- Hilfe für kranke Menschen, um ärztliche Verordnungen praktikabel zu machen; somit wird **Ernährung zur Therapie**; der Kranke erhält Anweisungen für ein richtiges Ernährungsverhalten;
- Aufklärung als Prophylaxe bei Gesunden; somit wird **Ernährung zur Empfehlung**, dem Gesunden wird ein richtiges Ernährungsverhalten vermittelt.

Der aktive Umgang mit Ernährung und vor allem mit ihren Produkten hat zu einer großen „Landschaft“ von Empfehlungen und Diäten geführt. Solche Produkte, die in der Regel mit verschiedenen Ernährungsprogrammen gekoppelt und verkauft werden, überschwemmen heute den freien Markt. All diese Programme sind aus medizinisch-therapeutischer Sicht kritisch zu hinterfragen und dürfen nicht bedenkenlos angewandt werden.

Da auch die Ernährung Trends unterworfen ist und der bereits erwähnte soziokulturelle Kontext zur Ernährung sehr ausgeprägt ist, muß man sich stets mit neuen Diäten und deren Produkten **kritisch** auseinandersetzen.

Ernährungstherapie und damit Diäterstellung und -anwendung ist immer ein **Optimierungsprozeß**, wodurch eine Universalformuladiät niemals existieren wird (Formuladiäten sind hinsichtlich ihrer Zusammensetzung vom Gesetzgeber bestimmt). Unsere Produktvielfalt ist groß, und wir können mit herkömmlichen und naturellen Rohstoffen günstige Ernährungskompositionen herstellen.

4.3 Angeborene Stoffwechselerkrankungen

4.3.1 Phenylketonurie

Bei der Phenylketonurie handelt es sich um eine erbliche Enzymopathie, d. h. ein Mangel des Leberenzyms **Phenylalanin-Hydrolase**. Infolge des Enzymmangels ist die Verarbeitung der Aminosäure Phenylalanin gestört. Die Erkrankung führt zu Schädigungen des Zentralnervensystems. Die Diagnose muß deshalb innerhalb weniger Monate gestellt werden, um eine Dauerschädigung des Gehirns zu vemeiden.

Krankheitsbild

Neben geistigen Veränderungen treten Hautekzeme auf. Ein auffälliger und unangenehmer Körpergeruch sowie krampfartige Anfälle folgen. Erwachsene können Gangstörungen aufweisen.

Ernährungstherapie

Das Prinzip beruht auf eine Verringerung der Phenylalaninaufnahme. In der Nahrung darf nur so viel Phenylalanin vorhanden sein, wie unbedingt zum Aufbau körpereigenen Eiweißes erforderlich ist, d. h. Reduktion insbesondere von Fleisch, Milch und Eiern. Da unser Nahrungseiweiß relativ viel Phenylalanin enthält, müssen Eiweißersatzpräparate zugeführt werden. Im Alter von 10 bis 12 kann unter bestimmten Voraussetzungen zur normalen Kost übergegangen werden.

4.3.2 Mukoviszidose

Bei der Mukoviszidose handelt es sich um eine angeborene **Störung der schleimbildenden Drüsen und Zellen**, deren Ursache noch ungeklärt ist. Die Folge sind Veränderungen des Schleims in den Atemwegen und der Verdauungssäfte. Meist herrscht eines der beiden Symptome vor und bestimmt das Krankheitsbild.

Krankheitsbild

Steht die Störung der **Verdauungsdrüsen** im Vordergrund, wird die Nahrung nicht richtig aufgespalten und resorbiert. Die Kinder zeigen nach dem Übergang zur künstlichen Ernährung vermehrt Stühle, gelegentlich auch Durchfall, sie gedeihen schlecht, obwohl ihr Appetit in der Regel gut ist. Infolge des Proteinmangels im Blut kann sich Wasser in die Haut einlagern.

Die Störung der **Atemwege** wird durch dicken Schleim der Bronchien verursacht, der infolge seiner Zähigkeit nicht ausgeworfen werden kann. Dadurch kommt es vermehrt zu Infektionen der Atemwege und der Lunge. Darüber hinaus besteht eine vermehrte Kochsalzausscheidung über die Haut (Schweiß).

Ernährungstherapie
Neben der medikamentösen Behandlung werden in besonders schweren Fällen verschiedene Verdauungssäfte und Enzyme zugeführt. Die Kost soll blähungsfrei, leicht verdaulich und fettarm sein. Reizbegünstigende Garverfahren (Braten) sowie Konservierungsverfahren sind nicht zu empfehlen. Der Kochsalzverlust muß ausgeglichen werden.

4.3.3 Zöliakie/Sprue

Bei dieser erblich bedingten Erkrankung handelt es sich um eine **gluteninduzierte Enteropathie**, d. h. die auslösenden Ursachen sind Klebereiweiße der Getreidesorten Roggen und Weizen (Gliadin), Gerste (Hordein) und Hafer (Avenin); sie werden unter dem Begriff **Gluten** zusammengefaßt. Im Kindesalter nennt man die Erkrankung **Zöliakie**, im Erwachsenenalter **Sprue**.
Glutene lösen im Dünndarm toxische Reaktionen aus, die zur Antikörperbildung und dadurch zu schweren Zellschädigungen führen. Die Folgen sind Resorptionsstörungen, insbesondere bei der Fett-, Eiweiß- und Kohlenhydratverdauung.

Krankheitsbild
Die unbehandelte Erkrankung im Kindesalter führt zu schweren Entwicklungsstörungen, bei Erwachsenen zu Gewichtsabnahme, Blutarmut, Vitaminmangel und möglicherweise zu psychischen Veränderungen.

Ernährungstherapie
Die glutenfreie Diät basiert auf einen lebenslangen Verzicht der glutenhaltigen Nahrung (keine üblichen Getreideprodukte). Ein Ausgleich erfolgt durch Mais, Hirse, Reis, Buchweizen und Kartoffeln. Die Nahrung ist darüber hinaus fettarm, eiweißreich, vitamin- und mineralstoffreich.

4.3.4 Nahrungsmittelunverträglichkeiten

Eine Intoleranz gegenüber bestimmten Nahrungsmitteln bzw. Nährstoffen hat verschiedene Ursachen. Die meisten Störungen beruhen auf einer mangelnden Fähigkeit, einen Nährstoff biochemisch, also enzymatisch, umzusetzen. Der Grund dafür ist ein Mangel entsprechender Enzyme, die zur Verdauung und Resorption wichtiger Nährstoffe benötigt werden.
Es wird davon ausgegangen, daß mindestens 15 % unserer Bevölkerung eine Nahrungsmittelunverträglichkeit aufweisen. In der Regel handelt es sich bei der Intoleranz um eine genetisch disponierte lebenslange oder temporäre (vorübergehende) Begleiterscheinung des Stoffwechsels. Die Erkrankung darf jedoch nicht unterschätzt werden, da sie das Wohlbefinden und die Gesundheit nachhaltig beeinflussen kann und durch die Ernährung gut zu beeinflussen ist.
Im Gegensatz zu den allergischen Reaktionen des Körpers auf das Eindringen körperfremder Stoffe ist eine Intoleranz nicht mit der Bildung von Antigen-Antikörper-Reaktionen verknüpft, obwohl die Symptome sehr ähnlich sind.

Krankheitsbild
Die Intoleranz führt zur Beschleunigung der Dünndarmpassage und damit zu Durchfällen, die meist mit schmerzhaften Darmkrämpfen einhergehen. Die unzureichende Resorption und der meist beeinträchtigte Appetit führen zum Gewichtsverlust.

Ernährungstherapie
Es wird in der Regel eine sog. **Auslaßdiät** (z. B. Laktose) eingesetzt, wobei man den auslösenden Rohstoff prüft und Austauschprodukte zuführt. Im Falle einer **Laktoseintoleranz** erhalten die Patienten laktosefreie Produkte. In jedem Fall ist eine umfassende Aufklärung der Patienten unerläßlich.

4.4. Erworbene Stoffwechselstörungen

4.4.1 Diabetes mellitus

Der Diabetes mellitus (Zuckerkrankheit) ist eine der Erkrankungen, die eine exakte Behandlung – vor allem Diätvorschriften – erforderlich machen. Die Ursachen sind zwar nicht hinreichend geklärt, man weiß jedoch, daß sowohl dispositionelle Faktoren als auch die körperliche und seelische Verfassung einen Einfluß auf die Erkrankung und ihren Verlauf nehmen. Daher ist es schwierig, Erscheinungsformen, Verlauf, Folgekrankheiten, Komplikationen und Therapieerfordernisse optimal aufeinander abzustimmen.

WHO-Klassifikation des Diabetes mellitus:

1. Diabetes mellitus Typ I (juveniler, insulinpflichtiger D. m., IDDM = insulin-dependent diabetes mellitus): genetisch prädisponierende Form mit einer allmählichen Erschöpfung der Insulinsekretion und **absolutem Insulinmangel**. Eine lebenslange Gabe von Fremdinsulin wird erforderlich.

- **Typ Ia** tritt im Kindesalter auf und wird meist durch eine virale Infektion manifest.
- **Typ Ib** beruht auf einer immunologisch bedingten Störung der Insulinproduktion in den Langerhans-Zellen des Pankreas und tritt meist bei Erwachsenen im Alter bis etwa 35 Jahre auf.

2. Diabetes mellitus Typ II (Erwachsenendiabetes, insulinunabhängiger D. m., NIDDM = non-insulin-dependent diabetes mellitus): erworbene, familiär gehäuft auftretende Stoffwechselstörung. Die Insulinsekretion kann vermindert, normal oder sogar erhöht sein, aber die Empfindlichkeit des Gewebes gegenüber Insulin ist reduziert, d. h. es liegt ein **relativer Insulinmangel** vor. Diese Form, die im höheren Erwachsenenalter vorkommt, wird gefördert durch schädigende äußere Einflüsse (wie Über- und Fehlernährung, Bewegungsmangel, Rauchen etc.) sowie durch ein stoffwechselseitiges Ungleichgewicht zu anderen Gegenspielerhormonen, wie Adrenalin (Nebenniere), Thyroxin (Schilddrüse) und ACTH (Hirnanhangdrüse).

- **Typ IIa:** Der Patient ist normalgewichtig.
- **Typ IIb:** Der Patient ist übergewichtig.

3. MODY (maturity onset diabetes of the young): erblich bedingte seltene Form, die sich während der Pubertät manifestiert. Der Verlauf der Erkrankung ist unterschiedlich und häufig mild. Im Vordergrund stehen Stoffwechselstörungen, Spätkomplikationen fehlen meistens.

Krankheitsbild

Aufgrund des Insulinmangels steigt die Glukosekonzentration im Blut über den Normbereich von 3,4 bis 5,5 mmol/l an (Hyperglykämie):

- Blutzuckerwerte über 9 mmol/l,
- Ausscheidung von Zucker über den Urin (Glukosurie),
- Gewichtsverlust durch Nahrungsenergieverlust,
- vermehrte Flüssigkeitsausscheidung über den Urin (Polyurie),
- starkes Durstgefühl, dadurch große Trinkmengen (Polydipsie),
- erhöhte Infektanfälligkeit der Harnwege und der Haut,
- Folgeerkrankungen (wie Arteriosklerose, Fettstoffwechselstörungen, Gicht etc.).

Komplikationen:

- **Diabeteskoma** (Coma diabeticum): Der Insulinmangel führt bei fehlerhafter Ernährung zu einem starken Anstieg des Blutzuckerspiegels. Die Folgeprozesse des Stoffwechsels werden behindert und führen zur Ansammlung von schädigenden Zwischenprodukten, dies hat eine Störung des Zentralnervensystems und eine Intoxikation zur Folge.
- **Unterzuckerung** (hypoglykämischer Schock) entsteht durch versehentliche Steigerung der Insulinmenge bzw. zu geringe Kohlenhydrataufnahme sowie erhöhte körperliche Anstrengung bei gleichbleibendem Insulinspiegel. Es resultiert eine Senkung des Blutzuckerspiegels unter den Normbereich. Die Symptome sind Schweißausbrüche, Zittern, Augenflimmern.

Spätkomplikationen:

- Arteriosklerotische Gefäßveränderungen (diabetische Angiopathie)
- Erblindung (Retinopathia diabetica)
- Nierengefäßverengung (diabetische Nephropathie)
- Nierenversagen (Urämie)
- Mangeldurchblutung peripherer Blutgefäße der Füße und Unterschenkel (diabetische Gangrän)

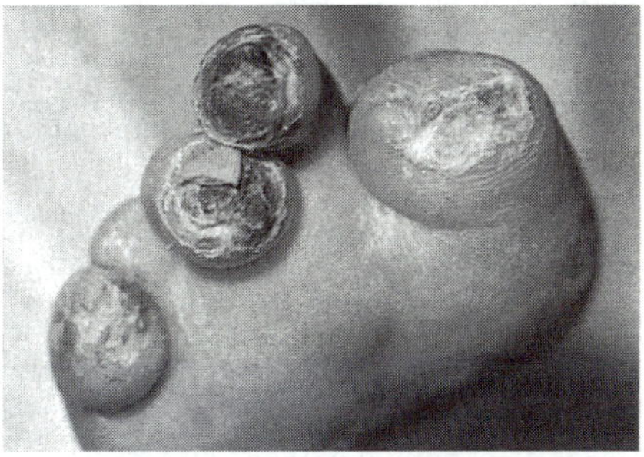

Abb. 18: Diabetisches Gangrän (Quelle: Morison, M.; Moffat, C.: ulcus cruris. Ullstein Mosby, Wiesbaden 1996)

Ernährungstherapie

Die Therapie richtet sich nach dem Diabetestyp und nach der möglicherweise zu verabreichenden Insulinmenge. In jedem Fall wird eine strenge Diät verordnet, möglichst ohne Diätfehler.

Grundsätzlich sind folgende Kriterien einzuhalten:

- nahrungsenergiereduzierte und knapp bemessene Kost (in der Regel in Verbindung mit einer anfänglichen Reduktion),
- Berechnung der Kohlenhydrateinheiten (nach ärztlicher Vorschrift),
- zuckerfreie Nahrungszubereitung (Verbot von Rohr-, Rüben und Traubenzucker), erlaubt sind höchstens

30 g Sorbit oder Fruchtzucker, eventuell andere Zuckeraustauschstoffe in geringen Mengen,
- fettbegrenzte, fettmodifizierte (pflanzliche Fette, mehrfach ungesättigt) Produkte,
- Verwendung „magerer" Eiweißträger,
- Rauch- und Alkoholverbot.

4.4.2 Adipositas

Die Adipositas (Fettsucht) bezeichnet eigentlich den Umstand des Übergewichtes, das mindestens 20 % des Normalgewichtes überschreitet. Dennoch muß man eine manifestierte Adipositas als Krankheit bezeichnen, da sich eine Reihe begleitender Symptome entwickeln können und somit ein erhöhtes Risiko für Herz-, Kreislauf- und andere Stoffwechselerkrankungen besteht.

Es muß auch davon ausgegangen werden, daß bei einer fortschreitenden Adipositas eine verstärkte Umwandlung von Glukose in Fett stattfindet, da alle Energiespeicher, wie Leber- und Muskelzellen, permanet überfüllt sind. Im übrigen geht die Einlagerung von Fett im Gewebe mit einem Wachstum und der Vermehrung von Fettzellen einher, wodurch eine zusätzliche Manifestation der Erkrankung erfolgt.

Die Ursachen der Adipositas sind vielschichtig, häufig handelt es sich um ein abnormes Ernärhungsverhalten. Bei 95 % aller Adipositasfälle übersteigt die Nahrungsaufnahme den erforderlichen Energiebedarf erheblich.

Das **Risiko** der Erkrankung liegt in einer verstärkten Belastung der Zellen durch permanenten Fettabbau (Lipogenese) und Fettspaltung (Lipolyse). Eine weitere Belastung ist die fettsuchtbedingte Herabsetzung der Insulinwirkung trotz erhöhter Insulinproduktion und -ausschüttung ins Blut. Da aber eine verminderte Wirkung auf die Glukoseverarbeitung besteht (Glukose wird verstärkt zu Fett umgewandelt), kommt es zur Erhöhung von Glukosewerten im Blut. Die Entstehung eines Diabetes mellitus ist vorprogrammiert. Darüber hinaus stellt die Adipositas eine Belastung für den Blutkreislauf und das Herz dar. Sauerstoffmangel der Organe (Herz, Gehirn, Muskulatur) ist die Folge. Letztlich besteht die Möglichkeit, sekundäre Fettstoffwechselstörungen zu entwickeln.

Lediglich in nur etwa 5 % der Adipositasfälle liegt eine **sekundäre Form** als Folge hormoneller Organerkrankungen, z. B. der Schilddrüse und Nebenniere, vor.

Für die Adipositas gibt es kein typisches Krankheitsbild. Das auffälligste Merkmal ist die große Körperfülle der Betroffenen.

Ernährungstherapie

Der therapeutische Ansatz besteht in der Einschränkung primärer Nahrungsenergiequellen. Radikale **Fastenkuren** und **Nulldiäten** gelten heute, bis auf spezielle Ausnahmen, als gefährlich. Modifizierte Therapien (radikal) gehen von einer Reduzierung der Tagesenergiemenge auf minimal 600 kcal aus.

Der Regelansatz, je nach Wohlbefinden und Gesundheitszustand liegt bei ca. 1 500 kcal/d bzw. bei 50 % des regulären Tagesenergiebedarfs (leichte bis mittelschwere körperliche Betätigung).

Die Kost bei Gewichtsreduktion muß ausgewogen und geschmacklich abwechslungsreich sein. Es sind verdauungs- und stoffwechselfördernde Würzmittel empfehlenswert. Einen wichtigen Stellenwert im Therapieplan hat die persönliche Aufklärung und Beratung, um Rückfälle zu vermeiden.

4.4.3 Hyperurikämie/Gicht

Hyperurikämie und Gicht sind Erkrankungen des **Harnsäurestoffwechsels** und, abgesehen von unseren veränderten Lebens- und Ernährungsgewohnheiten, dispositionell bedingt.

In der Bundesrepublik sind ca. 20 % der Erwachsenen betroffen, wobei Männer wesentlich häufiger erkranken. Hyperurikämie und Gicht zählen zu den sog. **Wohlstandserkrankungen**, da Fehl- und Überernährung sowie vermehrter Alkoholkonsum wesentlich zur Erkrankungsentstehung beitragen.

Harnsäure ist ein Stoffwechselprodukt des Eiweißabbaus, speziell der Purine, einer Eiweißgruppe, die in tierischen und pflanzlichen Zellkernen vorkommt. Besonders hohe Konzentrationen kommen in tierischen Produkten vor, z. B. in Fleisch und Innereien.

Die Harnsäuresynthese im Körper wird durch bestimmte Einflüsse (z. B. Alkohol) beschleunigt und verstärkt. Bei einem Überschuß kann die Harnsäure, die eine **harnpflichtige Substanz** darstellt, jedoch nicht im ausreichenden Maße über den Urin eliminiert werden. Es kommt zur Harnsäurekristallbildung und deren Ablagerung in Gelenken, Knorpeln und in den Sehnen.

Krankheitsbild

Die Ablagerung der Harnsäurekristalle führt zu schmerzhaften Veränderungen und den typischen Gichtsymptomen, wie Gelenkentzündung (Arthritis urica) und Gelenkschwellung.

Durch eine manifeste Gicht werden auch andere Stoffwechselerkrankungen provoziert: So können Arteriosklerose, Diabetes, Herz- und Kreislaufstörungen sowie sekundäre Fettstoffwechselstörungen komplementär auftreten.

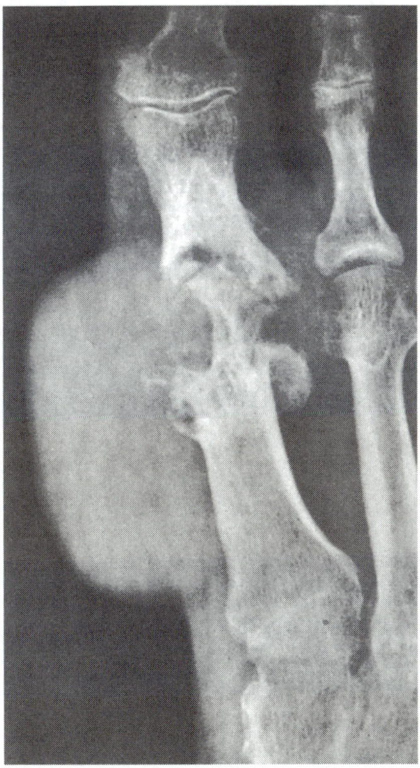

Abb. 19: Gichtknoten (Quelle: Long, B.; Phipps, W.; Cassmeyer, V.: Medical-Surgical Nursing. 3. Ausg., Mosby – Year Book, Inc., 1993, S. 1395)

Ernährungstherapie
Die Kost ist purinarm, leicht energiereduziert und fettarm bei ausreichender Eiweißzufuhr. Als Kohlenhydrate sind schwer resorbierbare Formen vorteilhaft. Darüber hinaus ist auf eine Flüssigkeitszufuhr von 2 bis 3 l täglich zu achten. Alkohol sollte eingeschränkt werden.

4.5 Übergreifende Stoffwechselstörungen

4.5.1 Herz- und Kreislauferkrankungen

Die Ursachen dieser Erkrankungen sind komplex und vielfältig, da ihre Funktionen letztlich mit allen wesentlichen Energie- und Stoffkreisläufen des menschlichen Körpers im Zusammenhang steht.

Bluthochdruck (Hypertonie) gilt als sehr weit verbreitet. Es muß davon ausgegangen werden, daß diese Erkrankung verschiedene schwerwiegende Stoffwechselerkrankungen zahlenmäßig noch übertrifft. Man unterscheidet zwei Arten:

- den **essentiellen** oder **primären** Hochdruck, bei dem sich keine organische Ursache feststellen läßt,
- den **sekundären** Bluthochdruck als Folge krankhafter Blutgefäß- und Nierenerkrankungen.

Die essentielle Hypertonie kommt häufiger vor als die sekundäre Form. Als Risikofaktoren gelten sowohl Stoffwechselstörungen als auch psychische Belastungen. Ein weiterer Faktor ist der Kochsalz- bzw. Natriumverzehr: Der Durchschnittsverzehr liegt bei 15 g NaCl pro Tag, obwohl unser Körper optimal mit 2–3 g/d auskommen würde.

Krankheitsbild
Hypertonie löst in der Regel Kopfschmerzen, Müdigkeit und Schwindelgefühl aus. Nicht selten treten bei langanhaltenden und sehr stark erhöhten Blutdruckwerten ein Schlaganfall (Apoplexie) oder Herzinfarkt auf. Unter bestimmten Umständen kann der Bluthochdruck lebensbedrohliche Formen annehmen.

Ernährungstherapie
Die Ernährung nimmt bei der Behandlung des Hochdrucks eine entscheidende Position ein. Da die erhöhte Aufnahme von gesättigten Fettsäuren die Freisetzung der gefäßverengenden Zellhormone (Prostaglandine) und die Blutgerinnung fördert, ist die Umstellung auf fettarme Kost angezeigt. Die Kochsalzaufnahme muß erheblich eingeschränkt werden. Auf das Würzen mit Salz sollte man vorsorglich verzichten.

4.5.2 Nierenerkrankungen

Störungen der Nierenfunktion haben sehr verschiedenartige Ursachen und Krankheitsverläufe. An dieser Stelle sollen nur die Nierenerkrankungen erwähnt werden, die man ernährungstherapeutisch beeinflussen kann.

Chronische Nierenentzündung (Nephritis)
Die Ursachen sind häufig andere schwerwiegende Stoffwechselerkrankungen, wie Diabetes, Gicht, Arteriosklerose. In der Regel ist der Patient frei von symptomatischen Beschwerden.

Krankheitsbild
Plötzliches Auftreten einer **renalen Hypertonie** (nierengefäßbedingter Bluthochdruck) sowie sogenannte **Eiweißmangelödeme** (Elektrolytverluste). Der Übergang zur chronischen Niereninsuffizienz ist wahrscheinlich. Durch den Rückstau harnpflichtiger Substanzen kann es zur Harnvergiftung (Urämie) kommen.

Ernährungstherapie
In erster Linie gilt die strikte Beschränkung der Eiweißzufuhr in der Nahrung in mehreren Stufen:

- **mäßig eiweißarm:** 0,8 g Eiweiß/kg Körpergewicht,
- **streng eiweißarm**: 0,35 g Eiweiß/kg Körpergewicht.

Der Eiweißbedarf wird über biologisch hochwertige Eiweiße gedeckt, z. B. mit der Ei-Kartoffeldiät oder Schwedendiät (freie Wahl der Eiweißträger).

Nieren- und Harnsteinleiden (Nephro- oder Urolithiasis)
Die Bildung von Nieren- und Harnsteinen entwickelt sich zunehmend in Verbindung mit anderen ernährungsbedingten und -abhängigen Erkrankungen. Etwa 10 % der Bevölkerung haben Nieren- oder Harnsteine, Männer zehnmal häufiger als Frauen.
„Steine" sind Aggregationen (Zusammenballungen) von harngängigen Substanzen, die sich bei überhöhten Konzentrationen im Harn, durch geringe Flüssigkeitsaufnahme, große Flüssigkeitsverluste und pH-Verschiebungen anhäufen und so die Steinbildung fördern. Man unterscheidet:

- Kalziumoxalatsteine,
- Harnsäure- und Uratsteine,
- Phosphatsteine,
- evtl. auch Kombinationen.

Die Namen bezeichnen die im Überschuß vorhandene Grundsubstanz der Steine.

Krankheitsbild
Steine werden in der Regel nur bei speziellen Untersuchungen durch Sonografie oder Röntgen festgestellt. Ansonsten treten Harnstauungen (Harnverhaltung) und Koliken (krampfartige Schmerzen) der Nieren- und Harnleiter auf.

Ernährungstherapie

- Reichliche Zufuhr neutraler Flüssigkeiten über den gesamten Tag verteilt, auch abends, so daß ca. 1,5 bis 2,5 l Harn ausgeschieden werden
- Vermeidung von Übergewicht und möglichen Stoffwechselveränderungen
- Ausgewogene Vollwerternährung mit Einschränkung „provozierender" Substanzen, welche die Steinbildung fördern
- Ausgewogene belastungsarme Lebensführung

4.5.3 Fettstoffwechselstörungen
Erhöhte Blutfettwerte bzw. Blutfett-Eiweiße (Lipoproteine) sind charakteristische Befunde bei Fettstoffwechselstörungen (Hyperlipidämien, Hyperlipoproteinämien). Man unterscheidet äußerst verschieden detaillierte Formen, die sich im wesentlichen auf zwei Grundformen reduzieren lassen: die primäre und die sekundäre Hyperlipidämie.

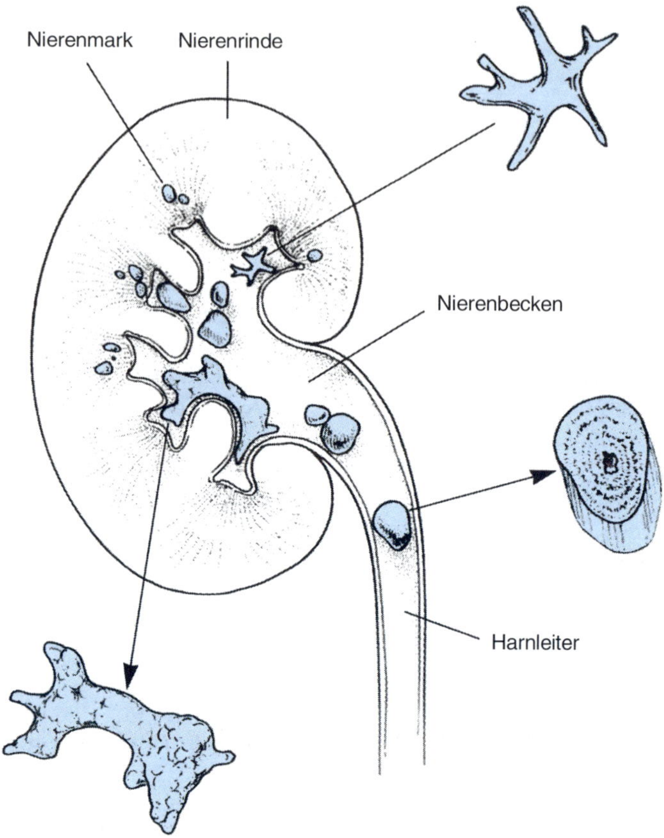

Abb. 20: Lokalisation von Nierensteinen (Quelle: Williams, S. R.: Basic Nutrition and Diet Therapy. 10. Ausg., Mosby – Year Book, Inc., 1995, S. 423)

Krankheitsbild

Die **primäre Hyperlipidämie** ist eine erblich bedingte (aber sehr seltene) Form der Fettstoffwechselstörung. Sie beginnt bereits im frühen Schulkindalter auf. Bei frühzeitiger Überernährung des Kindes treten ausgeprägte Befunde (hochgradige Triglyzeridämie) auf, verbunden mit Bauchschmerzen (Pankreatitis) sowie Leber- und Milzschwellung.

Die **sekundäre Hyperlipidämie** ist eine familiär bedingte Fettstoffwechselstörung, die durch Adipositas, Bewegungsmangel und andere Stoffwechselerkrankungen begünstigt wird. Das Risiko dieser weit verbreiteten Form besteht in der Entwicklung einer **Arteriosklerose**. Erst in diesem Stadium treten Symptome auf. Besonders gefürchtet ist die Koronarsklerose, die zum Herzinfarkt führen kann.

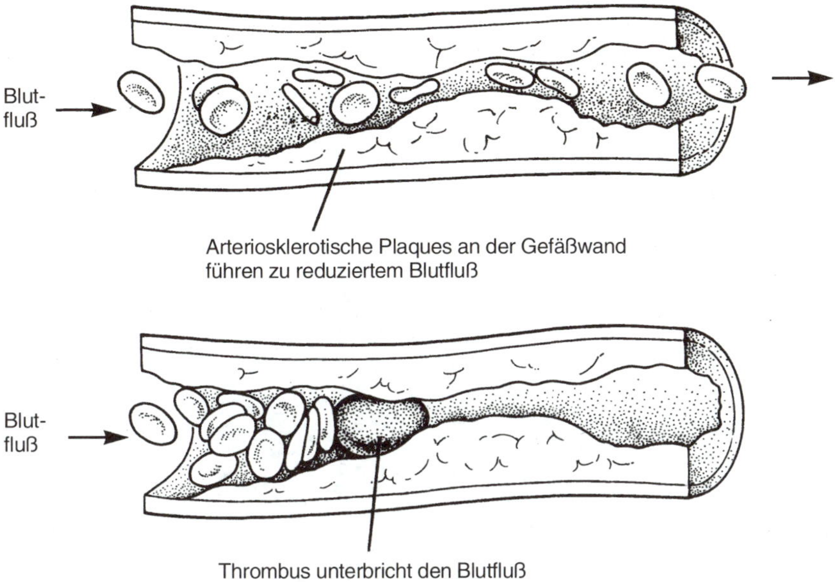

Abb. 21: Entwicklung einer Arteriosklerose (Quelle: Williams, S. R.: Basic Nutrition and Diet Therapy. 10. Ausg., Mosby – Year Book, Inc., 1995, S. 367)

Ernährungstherapie

Beide Hyperlipidämie-Typen sind diätetisch schwer zu beeinflussen. Der Fettanteil der Kost darf in der Regel 30 % der Nahrungsenergiemenge nicht übersteigen, bei primärer Erkrankung nur 10 %. Es sind mehrfach-ungesättigte Fettsäuren (fettreduziert) sowie Nahrungsmittel mit einem geringen Monosacharidanteil, aber erhöhtem Ballaststoffanteil (Obst, Gemüse) zu bevorzugen. Die Cholesterinmenge sollte bei ca. 200 mg/d liegen.

Bei positiver Therapie kann sich die sekundäre Hyperlipidämie stabilisieren bzw. zurückbilden.

4.5.4 Erkrankungen der Bauchspeicheldrüse

Unter diese Erkrankungsgruppe fallen alle Störungen des **exokrinen Pankreas**, das die Verdauungssäfte und Enzymvorstufen in den Dünndarm abgibt. Dabei können auch die hormonbildenden Zellen (endokrine Anteile) betroffen sein. Pankreaserkrankungen sind immer ernst zu nehmen, da sie die gesamte Nahrungsverdauung und somit den Stoffwechsel direkt beeinflussen.

Bauchspeicheldrüsenentzündung (Pankreatitis)

Die Ursachen einer Pankreatitis sind sowohl Stoffwechselstörungen als auch anatomische Gegebenheiten. Man unterscheidet zwischen einer akuten und chronischen Form.

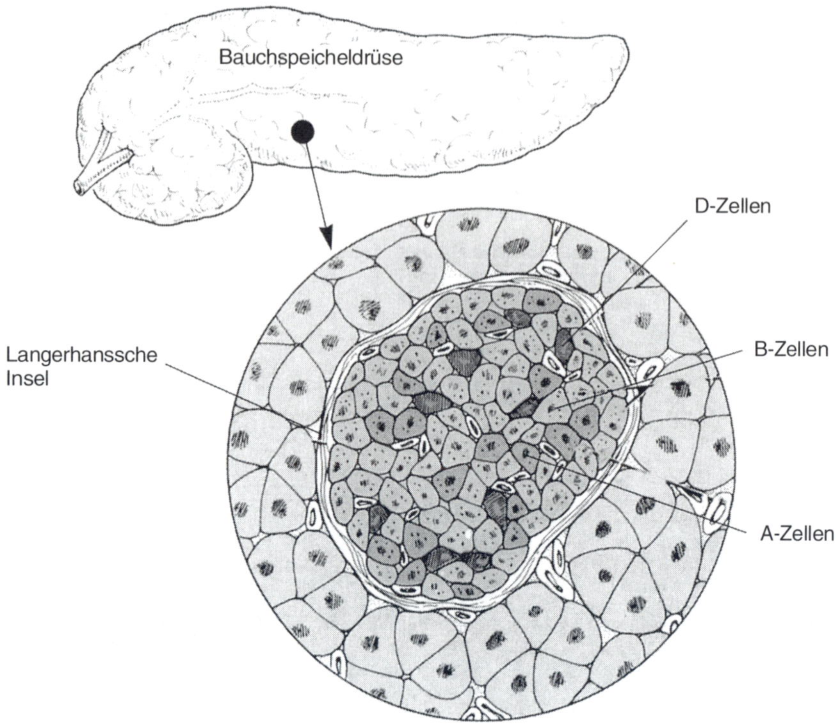

Abb. 22: Inselzellen des Pankreas (Quelle: Williams, S. R.: Basic Nutrition and Diet Therapy. 10. Ausg., Mosby – Year Book, Inc., 1995, S. 388)

Krankheitsbild
Bei der **akuten Pankreatitis** handelt es sich um die Zerstörung des Pankreasgewebes durch toxische Stoffe (Alkohol, Lösungsmittel) bzw. durch entzündliche Gallenwegserkrankungen. Die Erkrankung äußert sich durch heftigen Oberbauchschmerz, Herzjagen und Blutdruckabfall sowie Übelkeit und Erbrechen. Sie ist in der Regel heilbar.

Die **chronische Pankreatitis** ist durch den zunehmenden Zelluntergang und der daraus resultierenden Funktionseinschränkung (z. B. Insulinproduktion) gekennzeichnet. Es entstehen schwere Stoffwechselstörungen, die meist irreparabel sind. Die Erkrankung äußert sich mit häufiger auftretenden Schmerzen nach Mahlzeiten, Kräfteverfall (pankreatogene Kachexie) und Verdauungsstörungen.

Ernährungstherapie
Bei schweren Verlaufsstörungen besteht Eß- und Trinkverbot bis zum Abklingen der Fettverdauungsstörung. Danach erfolgt ein langsamer Kostaufbau:

- streng, fettarm, später modifizierte Fette (mittel- und kurzkettig),

- fettarme Eiweißträger,
- leicht resorbierbare Kohlenhydrate,
- ballaststoffarm.

4.5.5 Lebererkrankungen

Die Leber, die größte Drüse des menschlichen Körpers, übt als **zentrales Organ** vielfältige lebenswichtige Funktionen aus, wie Bildung von Galle, Verwertung der im Darm aufgenommenen Aminosäuren und Monosaccharide, Speicherung von Eiweißen, Vitaminen und Glykogen, Bildung von Proteinen, Abbau der Fettsäuren, Entgiftungsfunktion etc. Aufgrund dieser zahlreichen Aufgaben muß die Leber außerordentlich leistungsfähig und zuverlässig sein.

Bei „inneren" oder „äußeren" stoffwechselbedingten Veränderungen kann sich die Leber den neuen Bedingungen bis zu einem gewissen Grad anpassen und diese tolerieren. Aus diesem Grund ist es möglich, daß Lebererkrankungen nicht erkannt werden. Hinzu kommt, daß das Lebergewebe selbst schmerzunempfindlich ist, so daß „Schmerzen" als Zeichen organisch-krankhafter Veränderungen entfallen.

Akute infektiöse Lebererkrankungen (Hepatitis infectiosa)

Eine Hepatitis wird durch Viren hervorgerufen, die auf verschiedene Arten in den Körper gelangen, z. B. über die Nahrungskette oder über den Geschlechtsverkehr. Die Krankheit kommt nach einer kurzen Inkubationszeit von zwei Wochen bis drei Monaten zum Ausbruch.

Krankheitsbild

Die Krankheit beginnt mit Abgeschlagenheit, Gelbsucht (Ikterus) und Temperaturerhöhung. Meist folgen Druckgefühl im rechten Oberbauch, Übelkeit und Brechreiz. Die Hepatitis A klingt in der Regel schnell ab. Nicht ausgeheilte Formen gehen in eine chronische Form über. Bei längerandauernder Symptomatik ist der Übergang zu einer Leberzirrhose möglich.

Ernährungstherapie

Das Ziel ist, die Progression der Zerstörung von Lebergewebe infolge Erhöhung des Blutammoniakspiegels zu verhindern:

- streng eiweißarme Kost (nicht mehr als 10 g Eiweiß pro Tag),
- Gabe einfacher energiespendender Kohlenydrate wie Glukose,
- Vitamin-C-reiches Obst zur Zuführung von Ballaststoffen.

4.5.6 Erkrankungen des Gallensystems

Die Gallenblase ist kein Stoffwechselorgan im eigentlichen Sinne; sie dient als Auffangbecken für die in der Leber produzierten Galle und ist zwischen Leber, Zwölffingerdarm und Bauchspeicheldrüse lokalisiert.

Die häufigsten Erkrankungen sind Entzündungen oder Stauungsprobleme des Gallensaftes.

Unter den Gallenerkrankungen nehmen Gallensteine (Cholelithiasis) den ersten Platz ein.

Galle besteht aus Wasser, Gallensäuren, Gallenfarbstoffen (Bilirubin und Biliverdin), Hormonen, Cholesterin und ggf. Medikamenten, die über die Galle ausgeschieden werden. Bei erhöhter Kon-

zentration oder bei Entzündungen können Gallensteine entstehen.
Ballaststoffarme, fettreiche und kohlenhydratreiche (Zucker) Kost fördert die Bildung von Gallensteinen. Andere Risikofaktoren sind Überernährung und spezielle körperliche Belastungen, wie Schwangerschaft, Streß u. a., aber auch mangelnde Bewegung und Infektionen sowie Anomalien der Gallenwege.

Krankheitsbild
Besonders nach fettreichen Mahlzeiten treten starke krampfartige Schmerzen (Kolik) im rechten Oberbauch auf, insbesondere bei Steinen, die den Abfluß behindern. Die Stauungen der Gallenflüssigkeit bewirkt die Gelbfärbung der Haut (Stauungsikterus). Folgeerkrankungen von Leber und Bauchspeicheldrüse sind nicht selten.

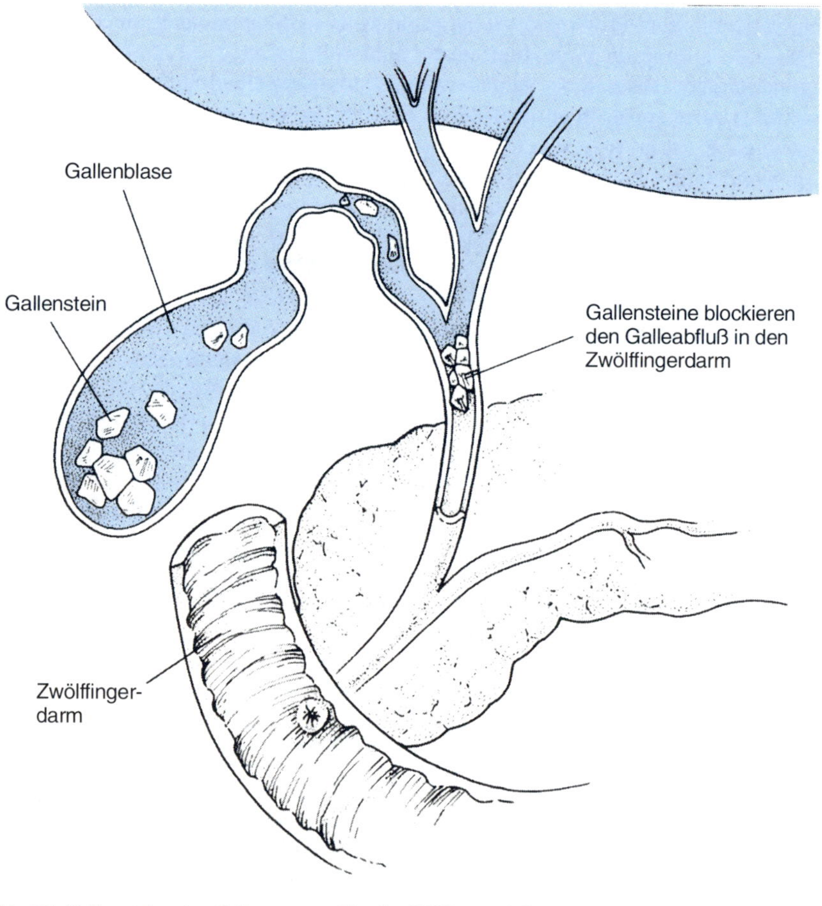

Abb. 23: Gallensteine im Gallensystem (Quelle: Williams, S. R.: Basic Nutrition and Diet Therapy. 10. Ausg., Mosby – Year Book, Inc., 1995, S. 444)

Ernährungstherapie
Es gibt keine spezifische Diätform. In der Regel werden je nach Beschwerdebild und Erkrankungsform gastroentrale Diätprogramme eingesetzt. Folgende Regeln sollten beachtet werden:

- kleine Mahlzeiten über den ganzen Tag verteilt,
- keine sehr heißen oder sehr kalten Getränke verzehren,
- meiden von Zwiebeln, sehr sauren Speisen, scharfem Senf und scharfen Würzmitteln, Röstprodukten, sehr dunklen Soßen sowie Süßigkeiten.

Lernkontrolle und Übungen

1. Woher stammt der Begriff „Diät“ und was bedeutet er für uns?
2. Erläutern Sie den Unterschied zwischen „Vollkost“ und „leichter Vollkost“!
3. Bei welchen spezifischen Beschwerden bzw. Erkrankungen wendet man „energiedefinierte“ Diäten an? Begründen Sie das!
4. Beschreiben Sie in wesentlichen Zügen die Kost bei einer „eiweißdefinierten“ Diät!
5. Welcher Zusammenhang besteht zwischen einer „natriumdefinierten“ Diät und arteriellem Bluthochdruck?
6. Was verstehen Sie unter einer „Auslaßdiät“ und beschreiben Sie das Prinzip an einem Beispiel der Erkrankung Zöliakie/Sprue?
7. Welche Spätfolgen können bei einer permanenten Fehlernährung oder Diätfehlern bei der Erkrankung des Diabetes mellitus auftreten?
8. Nennen Sie wichtige Kostbestandteile einer Diät bei Hyperurikämie/Gicht!
9. Welche Rolle spielen das Körpergewicht und die Struktur der Körpersubstanz bei der Behandlung von Fettstoffwechselstörungen?

5 DIE ERNÄHRUNG IM PFLEGEPROZESS

5.1 Allgemeine Grundlagen

Im folgenden Abschnitt wird unterschieden zwischen der Ernährung und Ernährungsbehandlung nichtdiätbedürftiger und diätbedürftiger Patienten.
Der Pflegeprozeß umfaßt sowohl Kranken als auch Menschen, die nur vorübergehend behandelt werden, z. B. Schwangere. Eine optimale Ernährung gehört deshalb zu den Grundlagen jeder längerandauernden Krankenbehandlung und ist eine entscheidende Voraussetzung für eine schnelle und komplikationslose Überwindung von Krankheiten sowie für einen angenehmen Aufenthalt in einer medizinischen Einrichtung.

5.2 Ernährung in der Schwangerschaft

Während der Schwangerschaft treten keine wesentlichen Abweichungen von der Normalernährung eines Erwachsenen auf. In Abhängigkeit des zeitlichen und gesundheitlich variablen Schwangerschaftsverlaufs gibt es jedoch einige Besonderheiten.
Im ersten Viertel, etwa von 10. bis 12. Schwangerschaftswoche, verläuft die Ernährung normal und ohne wesentliche Abweichungen von der Normalernährung.

Ab der 13. Schwangerschaftswoche treten physiologisch zusätzliche Erfordernisse auf:

- **Erhöhung des Grund- und Leistungsumsatzes** durch
  - erhöhte Blutmenge,
  - ansteigendes Körpergewicht und damit körperliche Belastung,
  - schnelles fetales Wachstum,
- **erhöhter Eiweißbedarf**
  - durch fetales Wachstum, Steigerung der Nahrungseiweißmenge um ca. 15 bis 20 g/d,
  - Wachstum der Plazenta,
- **erhöhter Mineralstoffbedarf:**
  - **Kalzium** für den Skelettaufbau des Kindes: täglich 1,2 g Kalzium in leicht resorbierbarer Form (besonders Milch und Milchprodukte),
  - **Phosphor/Phosphate**: täglich 1,0 g Phosphor in Kombination mit Kalziumlieferanten (Milch und Milchprodukte, Fleisch),
  - **Eisen** zum Aufbau einer Eisenreserve des Neugeborenen und zum Mehraufbau der Blutzellen: 30 mg Eisen pro Tag.

Der Flüssigkeitsbedarf bleibt unverändert (1 bis 1,5 l/Tag). Die Schwangere soll auf blähende und übermäßig gewürzte Speisen und Getränke verzichten. Während der Stillperiode erhöht sich der Nährstoffanteil teilweise erneut (in Abhängigkeit von der Milchmenge).

Nach Angaben der deutschen Gesellschaft für Ernährung (DGE) gilt folgende Empfehlung: pro 100 ml Milch sind 500 kJ und 2,4 g Eiweiß mehr erforderlich.

5.3 Ernährung im Säuglings- und Kindesalter

Die Zeit kurz nach der Geburt stellt für den Säugling eine große Herausforderung an die Anpassung aller Lebensprozesse dar. Die entwicklungsmäßige Anpassung an das Leben mit wachsendem Alter ist deshalb in dieser Phase des Lebenszyklus von entscheidender Bedeutung.

Nährstoffbedarf:
Fettbedarf: Deckung des Nahrungsenergiebedarfs zu 50 % aus kurzkettigen Fettsäuren der Milch (6 bis 8 g/kg des Körpergewichtes)
Kohlenhydratbedarf: Deckung aus der Laktose und den Oligosacchariden, bis zu 40 % der Nahrungsenergiemenge
Eiweißbedarf: Deckung aus biologisch hochwertigen Eiweißen, z. B. aus Albuminen und Laktoglobulinen der Milch
Vitamin- und Mineralstoffbedarf: Deckung vorwiegend aus Milch und Nahrungsergänzungen:

- Vitamin C aus Obstsäften und Gemüsebreien (40 – 50 mg/d)
- Vitamin A aus der Milch und Möhrensaft (0,5 mg/d)
- Vitamin B_1 aus der Milch und Schmelzflocken (0,3 mg/d)
- Vitamin D aus der Milch und zusätzlichen Vitaminpräparate
- Kalzium aus der Milch (0,5 g/d), später über Gemüse
- Eisen aus Milch, Ei, Fleisch (8 mg/d)

Wasserbedarf: Ständig reichlich Flüssigkeit zuführen; neben der Milchernährung und bei Übergang zu Kleinkindkost zusätzlich ein Getränk reichen (Tee).

Bei Durchfällen ist auf eine ausreichende Flüssigkeitsaufnahme zu achten.

Nach dem Absetzen der Muttermilch sollte ein möglichst nahtloser Übergang zu adaptierter Nahrung erfolgen, um Ernährungsfehler zu vermeiden:
1. Schritt: **Adaptierte Milch** ist im Hinblick auf die Muttermilch ähnlich aufgebaut und kann in der ersten Zeit (ca. 6 bis 8 Wochen) angewendet werden.
2. Schritt: **Teiladaptierte Milch** ist der Muttermilch nur noch teilweise ange-

Tab. 10: Besonderheiten des Stoffwechsels, die für die Ernährung eines Säuglings wesentlich sind

Besonderheit	Ernährung
Geringe Menge differenzierter Verdauungssekrete	Modifizierte Nährstoffe mit hoher Resorptionsgeschwindigkeit
Langsame Anpassung der Enzyme an die Nahrung	Kein abrupter Nahrungskomponentenwechsel (harmonische Kost)
Gering ausgeprägte Peristaltik	Ballaststoffarme Kost, leicht resorbierbare Stoffe
Hohe Resorptionsfähigkeit der Darmschleimhaut	Fernhalten körperfremder und allergener Substanzen
Noch nicht voll leistungsfähig entwickelte Stoffwechselorgane	Leicht verdauliche Rohstoffe, toxische Stoffe eliminieren
Nierenfunktion noch nicht voll ausgeprägt	Erhöhter Flüssigkeitsbedarf in der Nahrung

paßt. Sie ist bis zum 6. Lebensmonat geeignet und fördert die Entlastung der Verdauung sowie die rechtzeitige Sättigung.

Bei der Zubereitung von adaptierter Säuglingsnahrung ist auf die Qualität des Trinkwassers und die Sauberkeit der Bedarfsgegenstände zu achten (Nitratgehalt max. 20 mg/l und möglichst weiches Wasser).

Ernährung im Kindesalter

Die Ernährung von Kindern wird vielfach falsch eingeschätzt, da sie entwicklungsbedingt schwankt und Kinder sich nie eindeutig dazu äußern. Als Grundsatz gilt, nie etwas grundsätzlich zu verbieten, sondern lediglich einzuschränken. Das bezieht sich vor allem auf Süßigkeiten. Auf das Ernährungsverhalten sollte man so früh wie möglich Einfluß nehmen!

Die Kost für Kinder und Jugendliche muß sehr abwechslungsreich sein, um subjektive Präferenzen zu berücksichtigen und entwicklungsbedingte Bedürfnisse abzudecken.

Tab. 11: Zusammensetzung der Kost im ersten Lebensjahr

Alter	Gesamtnahrungsmenge	Nahrungsbezeichnung
2. bis 3. Woche	600 – 720 g	Säuglingsmilchnahrung
4. bis 5. Woche	720 – 840 g	Säuglingsmilchnahrung
6. bis 7. Woche	840 – 960 g	Säuglingsmilchnahrung
8. bis 9. Woche	960 – 1 080 g	Säuglingsmilchnahrung + einige Löffel Karottensaft
3. Monat	900 g	Säuglingsmilchnahrung + einige Löffel Karottensaft + einige Löffel Gemüsebrei
4. Monat	1 000 g	800 g Milch 200 g Gemüsebrei
5. Monat	800 g	400 g Milch 200 g Gemüsebrei 200 g Milch-Obst-Brei
6./7. Monat	800 g	200 g Milch 200 g Gemüsebrei 200 g Zwieback-Obst-Brei 200 g Vollmilch
8./10. Monat	steigend	• ergänzende Mahlzeiten mit Gemüse, Kartoffeln, Fleisch, Geflügel • 1 Obstbrei • 1 Milchbrei
11./12. Monat	steigend	• Milch/Brot • Übergang zur Kinderkost • evtl. 1 Milchbrei

Die Entwicklung der Kinder, besonders das Längenwachstum, erfolgt in **Schüben** mit differenziertem Nährstoffbedarf. Darüber hinaus muß ein permanent steigender Energiebedarf durch Organ- und Zellwachstum sowie körperliche und geistige Beanspruchung gedeckt werden. Es muß davon ausgegangen werden, daß ein Kind einen jährlichen Zuwachs beim Energiebedarf **pro Tag von ca. 1,5 MJ** hat, d. h. die Ernährung unterliegt einer ständig qualitativen und quantitativen Anpassung.

Für die Ernährung im Kindesalter gelten folgende **Empfehlungen**:

1. Aufgrund des raschen Wachstums ab dem 7. Lebensjahr paßt sich der Energiebedarf rasch dem der Erwachsenen an.
2. Der Eiweißbedarf ist besonders wichtig. Er soll gleichzeitig den Bedarf an Fetten und Kohlenhydraten sowie Mineralstoffen und Vitaminen decken. Deshalb müssen besonders biologisch hochwertige Eiweiße ausgewählt werden, wie Milch, Ei, Fleisch, Fisch, Kartoffeln.
3. Fette sollten verdeckt verzehrt werden. Besonders fetthaltige Substanzen sind zu vermeiden.
4. Bei der Deckung des Mineralstoffbedarfs ist ein besonderer Wert auf Kalziumspender, wie Milch, Spinat, Salate, Sojaprodukte, zu legen. Dazu müssen die meisten Kinder angehalten werden.
5. Vitamine sind in abwechslungsreich dargebotenen Produkten genügend vorhanden. Möglichst durch Säfte darbringen, denn der Körper benötigt relativ viel Flüssigkeit. Säfte, Getränke, Milch u. a. dürfen nicht zu sehr zuckerhaltig sein. Die Trinkmenge muß über den Tag gut verteilt werden.
6. Zur Esseneinnahme anhalten, in Ruhe und regelmäßig essen, über Essen und Trinken reden, aufklären, aufmerksam beobachten, auf Abweichungen reagieren.

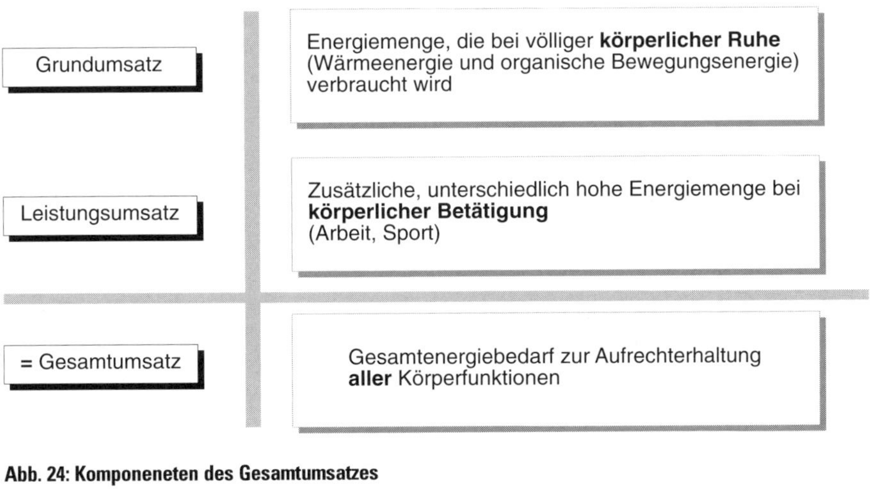

Abb. 24: Komponeneten des Gesamtumsatzes

5.4. Ernährung der Jugendlichen und Erwachsenen

Für die Betrachtung der Qualität des Ernährungsprozesses spielt die Bestimmung seines **Energie- und Nährstoffbedarfs** eine wichtige Rolle. Gerade in bezug auf die Behandlung Kranker sowie im Pflegeprozeß ist eine energetisch und biochemisch korrekte Bedarfsbestimmung an Nährstoffen von Bedeutung. Für die Erstellung einer Energiebilanz muß man von den energieliefernden Kohlenhydraten ausgehen.
Der tägliche Bedarf an Energiespendern leitet sich aus dem **Grund-** und **Leistungsumsatz** des Organismus ab.
Die **Höhe des Gesamtumsatzes** richtet sich nach

- Alter,
- Geschlecht,
- Klima,
- Körperbau/Gewicht,
- Körpergröße,
- körperliche Betätigung,
- Gesundheitszustand.

Für den arbeitenden Menschen im mittleren Alter gelten bei einem Körpergewicht von 70 kg und leichter körperlicher Arbeit folgende Orientierungswerte:

Berechnung des Nährstoffbedarfs
Nahrungsenergiebedarf eines gesunden Erwachsenen:

- 12 – 15 % der Nahrungsenergie für Eiweiß
- 30 – 35 % der Nahrungsenergie für Fett
- 45 – 58 % der Nahrungsenergie für Kohlenhydrate

Nahrungsenergiebedarf eines **kranken Erwachsenen**:

- etwa 15 % der Nahrungsenergie für Eiweiß
- < 35 % der Nahrungsenergie für Fett
- etwa 50 % der Nahrungsenergie für Kohlenhydrate

Die physikalische Einheit für Energie ist das Joule (J), früher wurde die Kalorie (kcal) verwendet: 1 kcal entspricht 4 185 J oder 4,185 kJ (Kilo-Joule).

Beispiel:
Nahrungsenergiemenge eines Mannes, Mitte 30, mittelschwere körperliche Belastung:

- 15 % von 12 600 kJ = 1 890 kJ für Eiweiß
- 35 % von 12 600 kJ = 4 410 kJ für Fett
- 50 % von 12 600 kJ = 6 300 kJ für Kohlenhydrate

Grundnährstoffmengen:

- Eiweiß: 1 890 kJ : 17 = 111,2 g
- Fett: 4 410 kJ : 39 = 113,1 g

Tab. 12: Gesamtumsatz

Nährstoff	Gramm je kg Gewicht	Gesamtmenge in g	Gesamtenergiemenge in kJ
Kohlenhydrate	6 – 7	420 – 490	7 140 – 8 330
Fette	0,7 – 0,8	49 – 56	1 911 – 2 184
Durchschnittliche Gesamtenergiemenge			9 051 – 10 514

- Kohlenhydrate: 6 300 kJ : 17 = 370,6 g

1 g Eiweiß ∧ 17,15 kJ ≈ 17
1 g Fett ∧ 38,91 kJ ≈ 39
1 g Kohlehydrat ∧ 17,15 kJ ≈ 17

Erstellen eines Kostplanes

Für die erstellte Berechnung sollte im stationären Bereich eine systematische Zuordnung der Nährstoffmengen zu den Produkten und zu den Mahlzeiten erfolgen.

Bei einem normalen Tagesablauf wird die Verteilung folgendermaßen vorgenommen:

1. Mahlzeit 25 % → Frühstück
2. Mahlzeit 10 %
3. Mahlzeit 30 % → Mittagessen
4. Mahlzeit 10 %
5. Mahlzeit 25 % → Abendessen

100 %

Werden Mahlzeiten aus therapeutischen Gründen ausgelassen, so sind die Mengen entsprechend zu verteilen, wobei die letzte Mahlzeit niemals die 25 %-Grenze übersteigen sollte.

Bei der Bestimmung der Nährstoffmengen für eine bedarfsgerechte Zusammenstellung ist es wichtig, effiziente Varianten bei der Wahl der Rohstoffe zu treffen und dabei zu sichern, daß der Minimalbedarf nicht unterschritten wird. Hilfreich ist dabei die Bestimmung der **Nährstoffdichte** eines Lebensmittels. Heute gilt neben biologischen und chemischen Qualitätsmerkmalen die Nährstoffdichte als treffsicheres Gütesiegel für ernährungsphysiologisch hochwertige Produkte.

Die Nährstoffdichte gibt den Gehalt eines Nährstoffes in einem Nahrungsmittel pro Energieeinheit an.

Nährstoffdichte = Nährstoffgehalt [in Masseeinheit]/Energiegehalt [in Joule oder Kalorien]

Je größer der Nährstoffgehalt pro Energieeinheit ist, desto größer ist die Nährstoffdichte des Produktes.

Wenn wenig Nahrungsenergie benötigt wird oder erlaubt ist (z. B. Reduktionsdiäten), kann der Bedarf an Nährstoffen am besten aus Nahrungsmitteln mit hoher Nährstoffdichte gedeckt werden. Die Nährstoffdichte kann durch die Nahrungszubereitung (Gar- und Konservierungsverfahren) verändert und beeinflußt werden (Zerstörung der Nährstoffe oder Zugabe von Nährstoffen).

Tab. 13: Nährstoffdichte einzelner Lebensmittel an ausgewählten Nährstoffen

418,4 kJ, 100 kcal	Eiweiß, g	Kalzium, mg	Vitamin A, µg
Milch	5	187,5	46,9
Schweinekotelett	4,5	2,7	–
Linsen	7,1	22,4	7,6
Möhren	2,7	90,2	2 682,9
Bananen	1,1	8,3	39,6

Ein weiteres Kriterium für eine optimale Ernährung durch die zielgerichtete Nährstoffzuführung ist die **biologische Wertigkeit** (Tab. 14) der Nährstoffe.

Die biologische Wertigkeit gibt an, welcher prozentuale Anteil des Nährstoffes der Nahrung direkt in Körpersubstanz umgewandelt werden kann.

Die biologische Wertigkeit ist eine Orientierungshilfe zur Komposition von Nahrung und ein Qualitätsmerkmal für die Auswahl der Nahrungsmittelelemente einer Kost.

Bei einer Reihe von Nahrungsproteinen sind die verschiedenen essentiellen Aminosäuren reduziert, so daß durch Kombinationen verschiedener Proteine **Aufwertungseffekte** entstehen. Solche günstigen Kombinationen sind in Tabelle 15 dargestellt.

In Tabelle 16 ist dargestellt, daß gezielte Mischungsverhältnisse (z. B. Kartoffel- und Eiprotein im Verhältnis 2 : 1) eine enorme biologische Wertigkeit **(von 136)** erzeugen!

Tab. 14: Biologische Wertigkeit verschiedener Nahrungsmittelproteine (für Erwachsene)

Nahrungsmittel	Biologische Wertigkeit in %
Eier	100
Kartoffeln	99
Rindfleisch	92
Milch	90
Sojabohnen	85
Reis	82
Bohnen	73
Weizen	57

Tab. 15: Günstige Kombinationen von Aminosäuren in Lebensmitteln

Milchprodukte							
Eier	×						
Brot, Getreide	×						
Mais	×						
Kartoffeln	×	×					
Hülsenfrüchte	×	×	×	×			
Nüsse/ Samen	×		×			×	
	Milchprodukte	Eier	Brot/ Getreide	Mais	Kartoffeln	Hülsenfrüchte	Nüsse/ Samen

Tab. 16: Biologische Wertigkeit

Proteingemische	Mischungsverhältnisse	Biologische Wertigkeit
Bohnen/Mais	52 : 48	99
Vollei/Mais	88 : 12	114
Milch/Kartoffeln	51 : 49	114
Vollei/Milch	76 : 24	119
Milch/Weizenmehl	75 : 25	125
Lactalbumin/Kartoffeln	70 : 30	134
Vollei/Kartoffeln	36 : 64	136

Anforderungen an die Kost für Kranke und Pflegebedürftige

Vollwertigkeit, Wohlgeschmack und Bekömmlichkeit haben für die Krankenernährung gleichrangig Bedeutung.

Vollwertigkeit bedeutet, daß ausreichend Nährstoffe bedarfsgerecht zugeführt werden. Dabei ist bei der Zubereitung der Speisen und Getränke sehr auf Qualität und Korrektheit zu achten. Grundsätzlich müssen alle Rohstoffe normiert, das heißt, in festgesetzten Mengeneinheiten, aufgenommen werden.

Der **Wohlgeschmack** der Speisen ist für einen Kranken noch von größerer Bedeutung als für einen Gesunden, da sein Appetit infolge der Erkrankung stark vermindert sein kann. Mit geübter Würztechnik können appetitanregende Situationen geschaffen werden. Natürlich ist auch das appetitliche Anrichten von Speisen auf den Stationen wichtig.

Ebenso hat die **Bekömmlichkeit** der Malzeiten für kranke Menschen eine wichtige Bedeutung, insbesondere für Bettlägerige. Dadurch können zusätzliche Beschwerden und eingeschränktes Wohlbefinden verhindert werden. Blähende Speisen und harntreibende Getränke können unter Umständen negative Folgen für den Behandlungserfolg bzw. den Genesungsprozeß haben.

Bei der Nahrungskomposition eines **Tageskostplanes** sollte auf eine vernünftige Zusammenstellung der Geschmacksrichtungen geachtet werden, d. h. nicht mehrere saure, süßsaure oder nur süße Speisekomponenten. Bei der Verwendung von Essig für die Herstellung von Salatsoßen sollte man behutsam sein. Zu stark essiggesäuerte Speisen sind weder schmackhaft noch gesund.

5.5 Ernährung im Alter

Die Ernährung des älteren Menschen ist ein vielschichtig zu betrachtendes System. Interessant ist die Beobachtung, daß die durchschnittliche Lebenserwartung trotz erhöhter Belastung unserer Gesundheit durch Erkrankungen des Kreislaufs und der Stoffwechselorgane beträchtlich zugenommen hat. Dadurch wird deutlich, daß die der Über- und Mangelernährung entgegengesetzte gesunde Ernährung zur Steigerung der mittleren Lebenserwartung beiträgt.

Betrachtet man den biologischen Lebenszyklus eines Menschen, dann beginnen bereits beim Mann mit 25 Jahren und bei der Frau mit ca. 30 Jahren differenzierte Alterungsprozesse, die etwa mit 50 Jahren eine intensive Ausprägung erfahren. Etwa mit 60 Jahren spricht man vom **Altern**, das wir landläufg mit „alt" bezeichnen. Die Lebens- und insbesondere die Ernährungsprozesse sollten diesen Entwicklungen Rechnung tragen.

Zwischen dem 30. und 60. Lebensjahr sinkt der durchschnittliche Energiebedarf um ca. 10 %, Zwischen dem 60. und 75. Lebensjahr um ca. 15 % nach dem 75. Lebensjahr nochmals um ca. 10 %. Deshalb sollte die Ernährung angepaßt werden. Nach dem 30. Lebensjahr sollte man das Körpergewicht normal halten!

Mit der Abnahme der biologischen Erneuerungsprozesse (Zellteilung ist verlangsamt), der Umstellung des persönlichen und beruflichen Lebens sowie der Zunahme von körperlichen Verschleißerscheinungen verändern sich alle Stoffwechselanforderungen. Die Nahrung muß diesen Veränderungen nach Möglichkeit optimal gerecht werden.

Für alternde Menschen wirken auch eine Reihe soziokultureller Einflüsse, die die Ernährung beeinträchtigen. In der Regel handelt es sich dabei um

- finanzielle Einschränkungen,
- Verlust sozialer und teilweise familiärer (partnerschaftlicher) Kommunikation,
- gesundheitliche Einschränkungen/ Medikamenteneinnahme,
- Geschmacksveränderungen,
- veränderte Umgebung und Gewohnheiten.

Die Senkung der Energiezufuhr erfolgt durch

- *Reduktion des Fett- und Kohlenhydratverbrauchs, wobei der Eiweiß-, Vitamin- und Mineralstoffbedarf gleich bleibt,*
- *Auswahl von Nahrungsmitteln mit hoher Nährstoffdichte.*

Die Flüssigkeitszufuhr sollte erhalten bleiben.

Für den alten Menschen ist es wichtig, wie sich Ernährung in den gesamten Lebensprozeß einordnet. Das gilt besonders für den Kranken- und Pflegebereich.

Im höheren Alter spielen **Medikamente** oft eine zentrale Rolle. Essen, Trinken und Medikamenteneinnahme sollten nach Möglichkeit kombiniert werden (Kontrollmöglichkeiten, Hilfsmöglichkeiten). Über die Nahrungsaufnahme muß das Personal informiert sein, um Entscheidungen treffen zu können.

Das gilt insbesondere für bettlägerige Patienten und Patienten, die auf andere Ernährungshilfen angewiesen sind. Damit wird es möglich, neben dem Sozialkontakt und der damit verbundenen Zuwendung Einfluß zu nehmen auf

- Veränderung der **Umgebung und Gewohnheiten**: räumlich-technischen Veränderungen, Beeinträchtigung des Appetits, Veränderung des zeitlichen Ablaufs und den Abläufen vor und nach dem Essen (Waschen, Körperhygiene). Damit verbunden sind oft streßbelastete Situationen. Die älteren Menschen benötigen dann beruhigende Zuwendung und eine räumliche und personelle Orientierung. Wichtig sind Ermutigung zur veränderten Nahrung und Bemühungen zur Selbstdisziplin.

- Veränderungen der **Eß- und Trinkgewohnheiten**: Essen im Bett, Essen zu festgelegten Zeiten mit anderen Menschen. Dazu gehört die Darreichung von Getränken ebenso wie die Art und Weise des Verzehrs. Zwischenmahlzeiten und Verzehrabweichungen sind ohne weiteres nicht mehr möglich. Großer Wert ist auf den kulturell-ästhetischen Aspekt zu legen.
- Veränderung der **Eß- und Trinkweise**: Der Appetit ändert sich in der Regel mehrfach. So sinkt zu Beginn des Prozesses prinzipiell immer der Appetit. Er kann jedoch gut reaktiviert werden. Dazu gehören psychische Zuwendung und die Darbringung der Speisen und Getränke. Appetitlosigkeit muß unter Umständen medikamentös behandelt werden. Das gilt auch für akute und chronische Schmerzen vor, während und auch nach der Esseneinnahme. Besondere Bedeutung hat die Flüssigkeitsaufnahme, um die **Dehydration** des Körpers zu stoppen. Auch ohne Durstgefühl muß zum Trinken aufgefordert werden.
- Veränderung des **Grades der Abhängigkeit/Unabhängigkeit**: Manche Menschen können über einen kürzeren oder längeren Zeitraum nicht wie gewohnt essen und trinken. Diese Patienten sind entweder direkt auf eine Bezugsperson oder auf die Apparatetechnik angewiesen. Im einfachsten Fall erfolgt die Darbietung des Essens manuell durch eine Person (Füttern) oder über die künstliche Ernährung.

Die **künstliche Ernährung** erfolgt über drei Wege:

1. Ernährung über **Magensonde**, wenn ihm bei Bewußtsein die angenehmen Sinneswahrnehmungen wie Geruch, Geschmack, Temperatur und Beschaffenheit der Nahrung, die den Speichelfluß stimulieren und die erste Phase der Verdauung auslösen, fehlen.
2. Ernährung über eine **Magen-Darm-Fistel**: Mit einem chirurgischen Eingriff wird eine Witzel-Fistel angelegt, indem

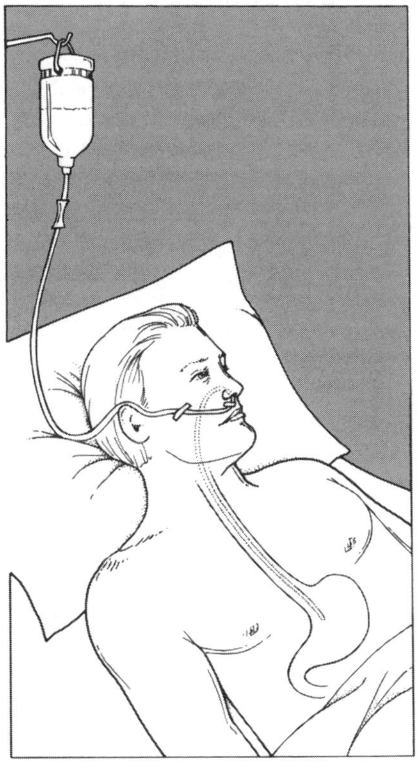

Abb. 25: Künstliche Ernährung über eine Nasensonde (Quelle: Williams, S.R.: Basic Nutrition and Diet Therapy. 9. Ausg., Mosby – Year Book, Inc., 1992, S. 379)

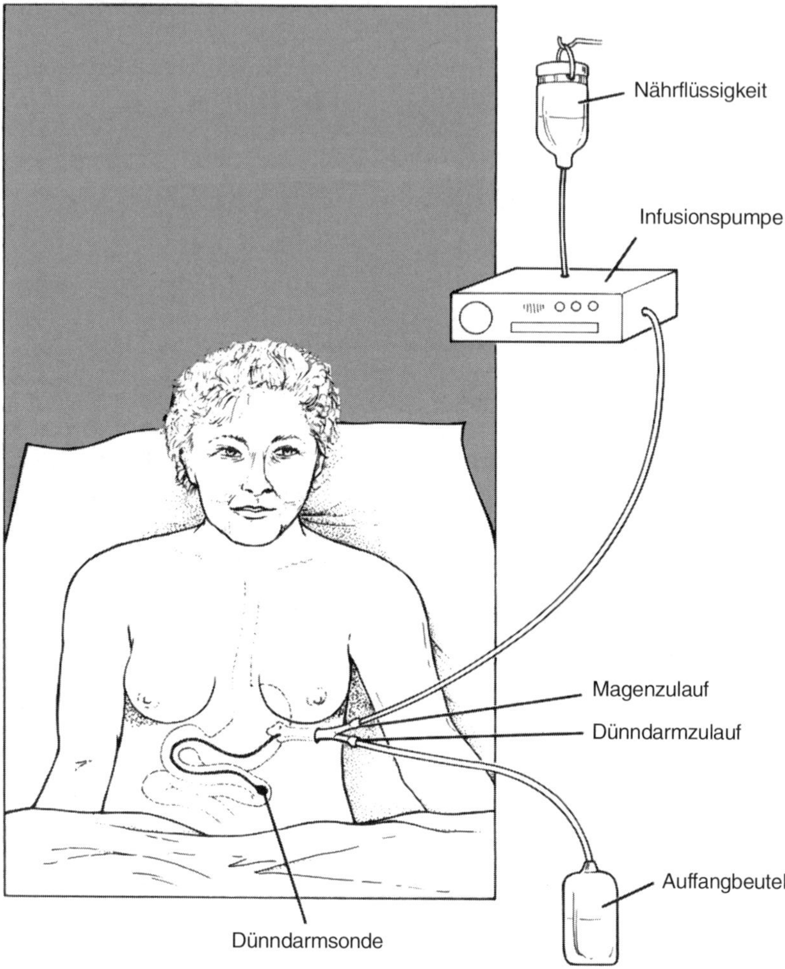

Abb. 26: Künstliche Ernährung über eine Magen-Darm-Fistel (Quelle: Williams, S. R.: Basic Nutrition and Diet Therapy. 9. Ausg., Mosby – Year Book, Inc., 1992, S. 379)

eine Öffnung in der Magenwand bzw. ein Stück des Leerdarms durch die Bauchwand geführt und mit der Haut verbunden wird. Die Ernährung erfolgt über einen Katheter, der in der Fistel verbleibt.

3. Bei einer **intravenösen (parenteralen) Ernährung** gelangen die Nährstoffe in einer physiologischen Flüssigkeit, den Verdauungskanal umgehend, direkt in die Blutbahn. Diese Ernährungsform wird insbesondere dann gewählt, wenn der Patient nicht ansprechbar ist und Dehydratationserscheinungen drohen. Die parenterale Ernährung ist in der Regel von kurzer bis mittlerer Dauer.

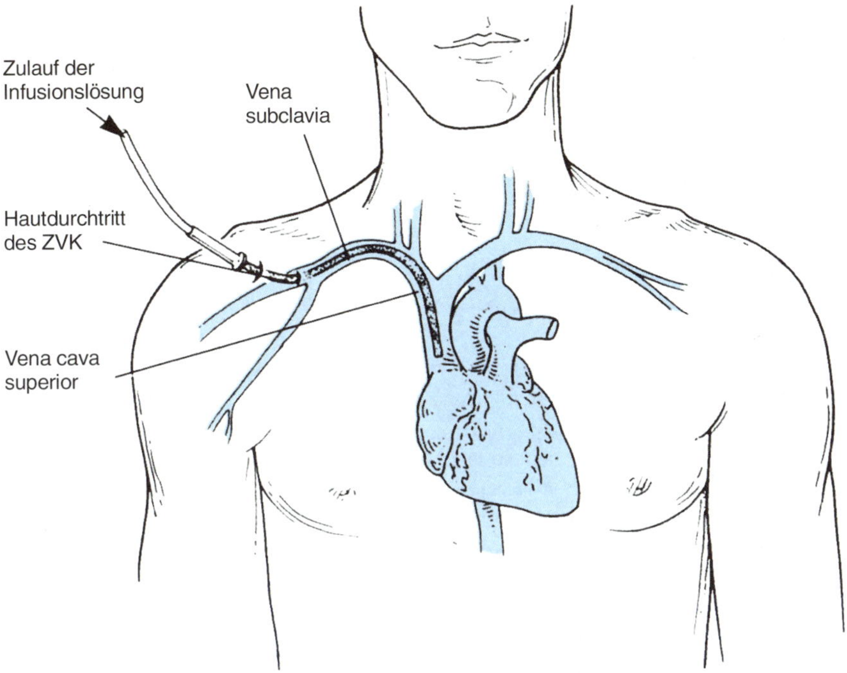

Abb. 27: Künstliche Ernährung über einen zentralen Venenkatheter – ZVK (Quelle: Williams, S. R.: Basic Nutrition and Diet Therapy. 10. Ausg., Mosby – Year Book, Inc., 1995, S. 437)

In Zusammenhang mit der **körperlichen Abhängigkeit** können Probleme auftreten:

- **Körperhaltung/Körperstellung:** Beim Füttern im Liegen oder Sitzen, ist eine entspannte Haltung und somit die Essensaufnahme kaum möglich. Hilfsmittel wie Trinkhalm und Schnabeltasse können hilfreich sein.

Beim Füttern ist auf eine exakte orale Hygiene zu achten!

- **Körperliche Behinderung:** In Abhängigkeit der Behinderung, z. B. Lähmung des Gesichts nach oder der Hände und Finger Schlaganfällen, sollte dem Menschen sein Selbstwertgefühl erhalten bzw. gefördert werden (Hilfen bzw. Selbsttätigkeit).
- **Atembeschwerden:** Die Bevorzugung weicher und flüssiger Nahrungsmittel (wenig kauen) ist angezeigt. Zu feste Nahrungsmittel und trockene Produkte sind ungeeignet. Beim Essen sollte mehr Zeit angesetzt werden. Unnötiges Sprechen ist zu vermeiden.
- **Streß** führt in der Regel zur Appetitlosigkeit oder zur Nahrungsverweigerung. Hier ist Geduld und Geschick gefragt.
- **Psychische Krankheiten:** Besonders bei depressiven Patienten bzw.

Patienten, die teilnahmslos sind, müssen in aller Ruhe das Essen mechanisch zugeführt bekommen. Überaktive Patienten erhalten eine praktisch geeignete Nahrung (Selbstverzehr). Vergebliche Versuche der Nahrungsaufnahme müssen wiederholt werden.

5.6 Spezielle Probleme beim Essen und Trinken

Stomatitis (Mundschleimhautentzündung): Infolge bakterieller Infektionen der Zunge und Mundschleimhaut sowie der Drüsen im Mund-Rachen-Bereich kommt es zur Beeinträchtigung der Nahrungsaufnahme. In besonders schweren Fällen, wie Entzündungen des Zahnfleisches (Gingivitis) und der Zunge (Glossitis), helfen nur medikamentöse Maßnahmen oder Radiotherapien. Entscheidend ist die konsequente Oralhygiene.

- **Schluckbeschwerden:** Um den Eßmechanismus zu fördern, sollten härtere Nahrungsbestandteile durch Beißen zerkleinert werden. Das Schlucken kann durch behutsame Nahrungszuführung in den Mund provoziert werden (besonders nach Schlaganfällen).
- **Übelkeit** hat viele Ursachen. Sie reichen von Blutdruckschwankungen, Überernährungszuständen bis hin zum Streß. Bei Übelkeit hilft in der Regel das Trinken von klarem Wasser oder das Lutschen von Eis bzw. Pfefferminze in irgendeiner Form. In extremen Fällen müssen Medikamente (Antiemetika) nach Anordnung verabreicht werden.
- **Erbrechen:** Übelkeit und Erbrechen gehen oft miteinander einher. Es besteht die Gefahr der Dehydratation! Anhand von Prüfungen des Erbrochenen müssen Gegenmaßnahmen ergriffen werden (Flüssigkeitsverlust ersetzen)!

Kachexie (Auszehrung) wird vielfach mit Schwersterkrankungen wie Krebs und AIDS in Verbindung gebracht. In der Regel erfolgt in akuten Fällen die parenterale Ernährung.

- **Schmerzen/Angst** können von Entzündungen herrühren, aber auch von organischen oder Stoffwechselerkrankungen. In der Regel erfolgt Einstellung der Nahrungsaufnahme und medikamentöse Behandlung.

Lernkontrolle und Übungen

1. Erläutern Sie das grundsätzliche Anliegen der Ernährung im Pflegeprozeß!

2. Nennen Sie die grundlegendsten Merkmale der Ernährung eines Säuglings bzw. eines Kleinkindes!

3. Von welchen Faktoren hängt der Energieverbrauch eines Menschen ab und gehen Sie kurz auf ein Merkmal ein?

4. Wie läßt sich im Regelfall der Energiebedarf eines gesunden Erwachsenen bestimmen?

5. Durch welche Maßnahmen in der Kostzusammenstellung kann man bei einer Verringerung der aufgenommenen Nahrungsmenge einem Nährstoffmangel entgegenwirken?

6. Definieren Sie den Begriff „biologische Wertigkeit“ eines Nährstoffes!

7. Wodurch ist die Ernährung im Alter und insbesondere bei Pflegebedürftigkeit grundlegend gekennzeichnet?

8. Nennen Sie drei Möglichkeiten der künstlichen Ernährung!

6 ERNÄHRUNGSHYGIENE

6.1 Hygiene bei der Lebensmittelverarbeitung

Lebensmittelvergiftungen und die dadurch bedingten Erkrankungen sind meistens vermeidbar, wenn die wichtigsten **Grundregeln** der Lagerung und Verwendung von Lebensmitteln beachtet werden; sie beugen einem Lebensmittelverderb vor:

- nur frische Lebensmittel einlagern und verwenden,
- auf sachgerechte Lagerung und Verarbeitung achten, besonders bei sehr anfälligen und verderbgefährdeten Rohstoffen,
- Beachtung der persönlichen Hygiene,
- Einhaltung der Grundsätze der Küchenhygiene.

Die Einhaltung hygienischer Grundregeln in der Küche und bei der Verabreichung der Speisen ist ein striktes Muß.

Thermisch-hygienische Küchenregeln (aus: Großküchenhygiene, Broschüre des AID e. V., Bonn, 1990):

- **Das Anbraten großer Fleischstükke für den darauffolgenden Tag ist hygienisch bedenklich.** Durch diese Vorgehensweise erreicht man oft im Kern nicht die Temperaturen, die für eine Keimabtötung notwendig sind.

FOLGE: Wegen des sehr langsamen Vorgangs des Abkühlens können sich vorhandene Keime vermehren. Im übrigen ist ein Anbraten nicht notwendig, wenn die Küchenarbeit entsprechend gestaffelt wird.

- **Beim Zubereiten von tiefgefrorenem Geflügel muß sichergestellt werden, daß alle Teile auch aufgetaut sind.** Wenn die dickeren Teile noch nicht aufgetaut sind, reicht die Temperatur-Zeit-Relation nicht zur vollständigen Garung und damit Keiminaktivierung aus. Es kann dann während des langsamen Abkühlens zur Keimvermehrung kommen.

ACHTUNG: Das Tauwasser muß bei Geflügel wegen der Anwesenheit verschiedener Keime sorgfältig entfernt werden. Abtauwanne und Hände sind anschließend zu desinfizieren. Es ist eine hygienische Unsitte, wenn gegrillte Hähnchen im unteren Teil des Grills „Warmgehalten“ werden und der obere Bereich beschickt wird.

- **Das Warmhalten von Speisen bei Temperaturen unter 60 °C ist zu vermeiden.** In diesem Bereich vermehren sich bereits verschiedene Mikroorganismen.

SCHLUSSFOLGERUNG: Zum Verzehr bereitgehaltene Speisen entweder heißhalten oder schnell kühlen.

- **Trotz Kühlung können leichtverderbliche Lebensmittel nur für einen begrenzten Zeitraum gelagert werden.** Die Kühlung reduziert bei vielen Keimen die Vermehrungsgeschwindigkeit. Einige Mokroorganismen sind an niedrige Temperaturen gewöhnt und vermehren sich trotzdem.

ACHTUNG: Durch das Herunterkühlen heißer Speisen kann es, je nach eingebrachter Menge, deren Temperatur und der vorhandenen Kühlkapazität längere Zeit dauern, bis sich die gewünschte Lagertemperatur wieder einstellt.

FOLGERUNG: Portionsschalen abdekkeln und für einen guten Hygienestatus, besonders beim Portionieren, Kühlen sowie Lagern, sorgen.

- **Kühlgelagerte Speisen für den Warmverzehr sind vor der Ausgabe in allen Teilen auf mindestens 80 °C zu erhitzen.** Das Erhitzen stellt eine Vorsichtsmaßnahme dar, denn dadurch werden evtl. vorhandene Keime abgetötet.

KONTROLLE: Bei Suppen und Soßen ist mit dem Köcheln diese Temperatur gut erreicht. Für größere Fleischstücke kann man sich an Tabellen orientieren oder man verwendet ein Einstechthermometer.

- **Bei der Herstellung zusammengesetzter Speisen, z. B. Kartoffel- und Nudelsalate, ist die gegarte Komponente vor der Weiterverarbeitung zwischenzukühlen.** In einer großen Menge eines heißen Lebensmittels speichert sich die Wärme für lange Zeit, so daß sich im Laufe einer langsamen Abkühlung Mikroorganismen vermehren können.

METHODE: Ausbreiten auf Hordenblechen in geringer Schichtdicke und in den Kühlraum bringen.

- **Werden Suppen, Soßen, Eintöpfe u. ä. ausgegeben, dürfen Reste des Ausgabebehälters nicht in das neue, noch volle Gefäß gegossen werden.** Trotz aller Vorsichtsmaßnahmen können sich doch einige Keime vermehrt haben. Wird damit ein frisches Behältnis aus falscher Sparsamkeit (Resteverwertung) „beimpft", kann es während der nachfolgenden Standzeit zu einer verhängnisvollen Keimentwicklung kommen.

SCHLUSSFOLGERUNG: Speisereste nicht umfüllen und beim Wechsel der Ausgabegefäße möglichst auch frische Gerätschaften (Kelle) verwenden.

- **Die gesamte Küchenarbeit muß zügig erfolgen, vor allem dann, wenn leicht verderbliche Speisekomponenten aus der Kühlung herausgenommen sind.** Je länger die Standzeiten in der warmen Küche sind, desto höher wird auch die Temperatur im Lebensmittel. Damit steigt die Keimvermehrung bzw. das Hygienerisiko.

METHODE: Gut durchdachte Küchenorganisation und keine Improvisation.

- **Nicht an Temperatur und Dauer der Reinigungsintervalle von Spülmaschinen manipulieren.** Dadurch können Speisereste am Reinigungsgut haften bleiben und Mikroorganismen überleben, was zu nicht unerheblichen hygienischen Problemen in der Küche führen kann.

ACHTUNG: Auch die vom Hersteller angegebene Menge des Reinigers muß eingehalten werden, eine Unterdosierung stellt eine gefährliche Sparsamkeit am falschen Platz dar.

14 wichtige Hygieneregeln (Aus: Großküchenhygiene, Broschüre des AID, Bonn, 1990):

1. Körper und Kleidung sind sauberzuhalten. Neben dem Aspekt der Ästhetik wird dadurch eine negative Beeinflussung der Speisen, z. B. durch Übertragung von Schmutz und Mikroorganismen, vermieden.

2. Vor Arbeitsbeginn sind Handschmuck und Armbanduhr abzulegen. Bei Nichtbeachtung dieser Regel ist eine gründliche Reinigung der Hände bis in die Armgelenke nicht möglich.

3. Vor Arbeitsbeginn und nach jedem Toilettenbesuch sind die Hände zu waschen. Häufig werden Lebensmittel zur Bearbeitung angefaßt. Daher müssen die Hände unbedingt hygienisch sauber sein.

4. Beim Husten oder Niesen muß man sich von Lebensmitteln abwenden. Im Nasen- und Rachenbereich befinden sich auch bei gesunden Menschen Keime, die zu Lebensmittelvergiftungen führen können. Durch die beim Niesen entstehenden Tröpfchen gelangen Mikroorganismen auf das Lebensmittel.

5. Wunden an Händen und Armen sind sorgfältig zu verbinden und mit wasserundurchlässigem Verband zu versorgen. Wunden können mit Staphylokokken infiziert sein; das sind Bakterien, die eine Lebensmittelvergiftung hervorrufen können. Gegebenenfalls ist ein kurzfristiger Wechsel des Arbeitsplatzes vorzunehmen.

6. Bei der Küchenarbeit ist immer eine Kopfbedeckung zu tragen. Dadurch kann verhindert werden, daß Haare ins Lebensmittel gelangen. Es ist unästhetisch und unhygienisch, wenn sich ein Haar, z. B. in der Suppe befindet.

7. In Küchen ist das Rauchen verboten. Beim Rauchen können Asche oder sogar Zigarettenkippen in Lebensmittel gelangen.

8. Der gesamte Küchenbereich, einschließlich der dazugehörigen Wirtschaftsräume, ist sauberzuhalten. Dieser Grundsatz steht über allen Arbeiten in der Küche. Dadurch werden Lebensmittelvergiftungen schon im Ansatz vermieden.

9. Eine häufige Zwischenreinigung sorgt für einen hygienischen Küchenbetrieb. Angetrocknetes Material ist sehr schwer zu reinigen und zu desinfizieren, meist bleiben noch Restmengen an der Oberfläche haften, die mit dem Auge nicht in jedem Fall erkennbar sind.

10. Leicht verderbliche Lebensmittel sind immer gekühlt aufzubewahren. Durch eine strikte Kühlung kann eine unerwünschte Keimentwicklung verhindert werden.

11. Eine Übertragung von Schmutz und anderen fremden Stoffen auf die Kücheneinrichtung und Lebensmittel ist zu vermeiden. Anderenfalls würde das Lebensmittel negativ beeinflußt werden, gleichgültig, ob dieses geschmacklich bzw. geruchlich feststellbar ist oder nicht.

12. Gegarte Speisen dürfen nicht mit der Hand angefaßt werden. Gleiches gilt für die Bereiche von Tellern, Tassen, Bestecken usw., die mit Lebensmittel in Berührung kommen. Auch auf einer sauberen Handfläche sind Keime vorhanden, die anderenfalls direkt oder indirekt auf die Speisen übertragen werden. Darüber hinaus wird das Anfassen der Tellerinnenfläche oder der Schneide eines Messers als unästhetisch empfunden.

13. Lebensmittel sind vor dem Befall mit Insekten und tierischen Schädlingen zu schützen. Durch diese Maßnahmen kann eine direkte oder indirekte Besiedlung von Mikroorganismen vermieden werden.

14. Gefährliche oder giftige Stoffe, z. B. Reinigungs-, Desinfektionsmittel, Insektizide, sind sorgfältig außerhalb der Küche zu verwahren. Durch Verwechslung mit Lebensmitteln können anderenfalls leicht Unfälle passieren.

Wichtig ist nicht nur die Einhaltung der Hygienevorschriften, sondern auch die regelmäßige Belehrung der Mitarbeiter. Diese **Hygieneschulung** soll auf den gesetzlichen Grundlagen aufgebaut sein, z. B.

- das Lebensmittel- und Bedarfsgegenständegesetz (LMBG) und seine Durchführungsbestimmungen,
- die Gemeinschaftsküchen-Anordnung,
- die Hackfleisch-Verordnung,
- das Bundesseuchengesetz etc.

In den **europäischen Hygienerichtlinien** sind die Hygienevorschriften mit der Abkürzung **HACCP** auf einen Nenner gebracht (Richtlinie 93/43 EWG, erlassen am 14.06.1993, über Lebensmittelhygiene):

H = hazard = Gefahren
A = Analysis = Analyse
C = critical = kritisch
C = control = Kontrolle
P = points = Punkte

HACCP steht für Gefahrenanalyse kritischer Kontrollpunkte.

Neu ist beim HACCP die Dokumentation und Überwachung aller vorher systematisch erfaßten kritischen Punkte der Einrichtung.

Der Schwerpunkt wird in dieser Richtlinie auf mehr Selbstkontrolle, Eigenverantwortung und damit mehr Selbständigkeit der Einrichtungen in küchenhygienischer Hinsicht gelegt.

6.2 Nahrungsmittelintoxikation

6.2.1 Ursachen für Intoxikationen

Die Ursachen für eine Nahrungsmittelvergiftung sind vielfältig, z. B.:

- **pflanzliche** Gifte: Vergiftungen über Pilzgifte wie Knollenblätterpilz, Pantherpilz, Fliegenpilz u. a.,
- **tierische** Gifte: Vergiftungen über verdorbene Lebensmittel, wie Fischvergiftung, Fleischvergiftung,
- **bakterielle** Gifte: durch den Stoffwechsel der Bakterien entstehen Endo- und/ bzw. Ektotoxine,
- **chemische** Gifte: Pflanzenschutzmittel oder durch andere chemische Substanzen, die zur Kontamination von Lebensmitteln geführt haben,
- **endogene** Gifte: aus dem eigenen Körper stammend, z. B. Eiweißintoxikation bei Verbrennungen; Phenylketonurie; Ahornsirupkrankheit u. a.

Eine nicht zu unterschätzende Wirkung stellen **Intoxikationspsychosen** dar. Sie werden durch eine unmittelbare Einwirkung von überdosierten toxischen Genußmitteln (Alkohol), Lebensmitteln (Giftpilze) oder Pharmaka (Rauschgift) ausgelöst. Die Symptome können unmittelbar nach Aufnahme der Noxe auftreten, wie bei einer Pantherpilzvergiftung.

Als **Noxen** gelten:

- Alkohol,
- Nikotin,
- Medikamente,

- bestimmte Pilzgifte,
- Mineralstoffe wie Arsen u. a.

Intoxikationspsychosen äußern sich in Form von psychischen Auffälligkeiten oder als progrediente Erkrankungen.

6.2.2 Lebensmittelallergien

Viele Lebensmittel enthalten Zusatzstoffe (Additive), die immer häufiger allergische Reaktionen auslösen. Dies ist der Grund, warum bestimmte Lebensmittel nicht vertragen werden; eine ärztliche Abklärung liefert die genaue Diagnose.
Folgende Faktoren kommen als Auslöser in Frage:

- alimentäres oder nutritives Allergen, d. h. in Lebensmitteln natürlich vorkommender Stoff, der eine Allergie auslöst,
- Milch und Milchprodukte sowie Produkte, in denen sehr viel Milch verarbeitet wird,
- Eier und Produkte mit hohem Eiweißgehalt,
- verschiedene Gemüsearten, wie Tomaten, Rhabarber, Pilze u. a.,
- einige Obstsorten und Südfrüchte, wie Erdbeeren, Kiwi u. a.,
- verschiedene Fische etc.

Nicht alle Lebensmittel werden vom Körper akzeptiert; er antwortet mit Abwehrreaktionen (Allergien), die sich sehr unterschiedlich zeigen.

6.2.3 Zoonosen

Unter Zoonosen versteht man alle Krankheiten, die von Tieren auf den Menschen übertragen werden.

Beispiele:

- Rinderfinnenbandwurm
- Schweinefinnenbandwurm
- Trichinen (Fadenwürmer, befallen die quergestreifte Muskulatur des Menschen)
- Lamblien (Infektionen der Harnröhre beim Mann und Scheidenausfluß bei der Frau)
- Ascariden (Spulwürmer, aufgenommen durch verunreinigtes Gemüse)
- Amöben (Wurmerkrankungen, die zum Leberabszeß führen, bzw. Dickdarmerkrankungen hervorrufen, sog. Amöbenruhr)
- Auslöser der BSE (Rinderwahnsinn, möglicherweise Auslöser von der beim Menschen auftretenden Kreuzfeld-Jacob-Krankheit)
- Auslöser der Schweinepest etc.

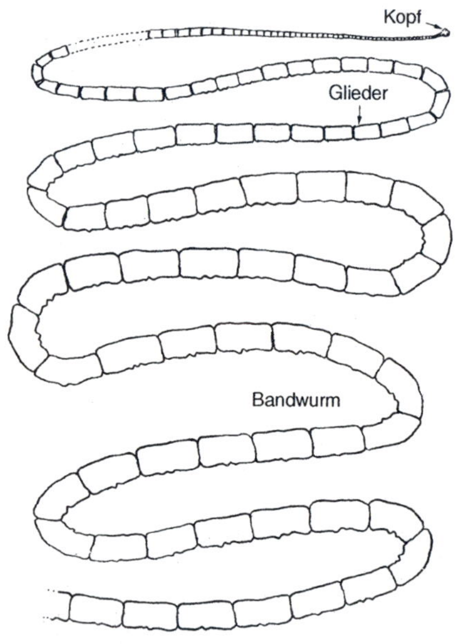

Abb. 28: Bandwurm

Bei guten hygienischen Bedingungen in den Ställen und einem gesunden Tierbestand sind die Zoonosen so gut wie auszuschließen.

6.2.4 Schimmelbefall

Schimmel auf Lebensmitteln kann Erkrankungen beim Menschen verursachen. Besonders gefährlich ist der **Aspergillus flavus**: er bildet ein Aflatoxin, das eine krebserzeugende Wirkung hat.

Gerade in Alten- und Pflegeheimen bleiben angefangene Lebensmittel längere Zeit stehen, um später noch verzehrt zu werden. In dieser Zeit können sich Pilze entwickeln.

Lebensmittel, die sich in Patientenzimmern befinden, müssen auf Schimmelbildung kontrolliert und bei Pilzbefall sofort entfernt werden.

Bei pflanzlichen Lebensmitteln ist die Gefahr der Bildung von Aflatoxinen besonders hoch. Betroffen sind besonders Nüsse, Mandeln und Mais. Deshalb auch hier immer auf Schimmelbildung hin überprüfen und bei Befall entsorgen.

Edelschimmel, die bei der Herstellung von Käse und bestimmten Sorten von Salami Verwendung finden, bergen keine toxischen Gefahren in sich.

6.2.5 Salmonellosen

An einer Lebensmittelvergiftung mit Salmonellen sterben jährlich sehr viele Menschen. Man unterscheidet mehrere Salmonellentypen. Die Identifikation gelingt oft nur durch den Schweregrad der Erkrankung, die ein bestimmter Typ

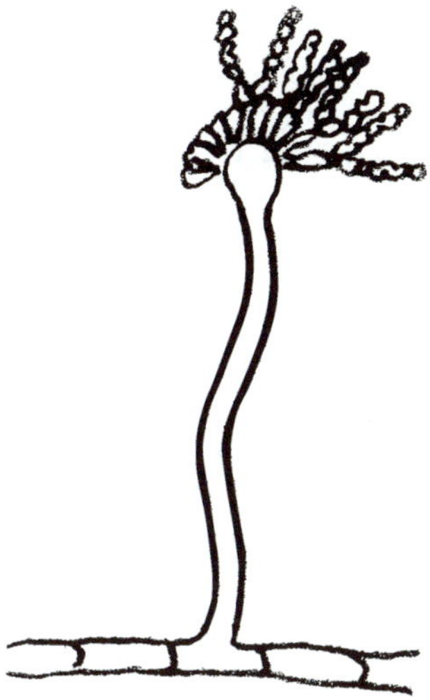

Abb. 29: Aspergillus flavus

beim Menschen auslöst, sowie durch seine Widerstandsfähigkeit.

Die schwersten Krankheitszeichen rufen Salmonella typhimorium (Erkrankung ist Typhus abdominalis) und Salmonella paratyphi (Erkrankung ist Paratyphus) hervor.

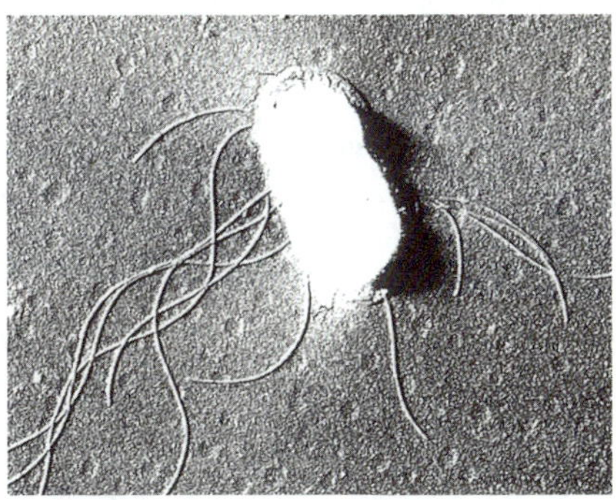

Abb. 30: Salmonellen

Für Salmonellosen besteht eine Meldepflicht bei Verdacht, Erkrankung und Tod.

6.2.6 Enzymatisch bedingter Verderb

Häufige Ursache für einen Lebensmittelverderb ist neben der Einwirkung von **Sauerstoff** der Effekt von **Enzymen**, die im Lebensmittel vorhanden sind. Diese Enzyme kommen hauptsächlich in rohen Lebensmitteln vor, wie Obst, Gemüse und Eier. In gegarten Lebensmitteln sind sie zerstört und damit unwirksam. Der Verderb der Lebensmittel kann auch durch die Wirkung von Enzymen der Mikroorganismen erfolgen. Die wichtigsten Vertreter kommen aus der Gruppe der **Eubakterien**.

Zu den Eubakterien gehören die stäbchenförmigen Bakterien, deren Sonderform, die sporenbildenden Bazillen und die kugelförmigen Kokken.

Die **Staphylokokken** umfassen eine Gruppe von kugelförmigen Bakterien, die Eiter bilden. Besonders bei eiternden Verletzungen darf man nicht mit Lebensmitteln umgehen, weil sich die Staphylokokken im infizierten Lebensmittel stark vermehren können.

Auch **Bazillen**, eine Sonderform der Bakterien, rufen schwere Lebensmittelvergiftungen hervor. Sie gehören zu den anaerob lebenden Formen und bilden unter Luftabschluß ein Stoffwechselgift. Gefürchtet ist vor allem der Erreger des **Botulismus** (Clostridium botulinum). Diese Lebensmittelvergiftung ist **meldepflichtig**.

Im Allgemeinen werden bei einem Verderb die Lebensmittel so verändert, daß es zu sichtbaren Zeichen am Lebensmittel kommt und der Verbraucher gewarnt wird. Faulen, Schimmeln, Gären, Sauerwerden und Ranzigkeit zählen zu diesen Merkmalen.

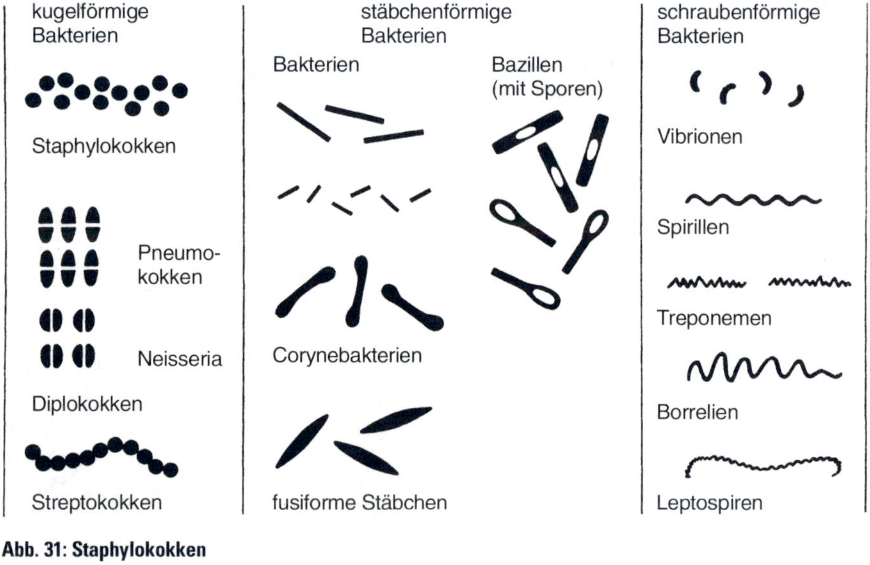

Abb. 31: Staphylokokken

Bei der industriellen Fleischproduktion, der Großtierhaltung, werden aber auch Pharmaka, Insektizide, Pestizide eingesetzt. Ihre Einwirkungen (teratogene Effekte) können beim Menschen nicht nur Allergien auslösen, sondern auch unsichtbare Veränderungen hervorrufen.

6.3 Chemie im Lebensmittel

Lebensmittel enthalten zum Teil auch Schwermetalle, die von Tieren und Pflanzen über die Natur aufgenommen werden. Meistens gelangen die Schwermetalle durch die Industrieabwässer in den Nahrungskreislauf. Aufgrund ihrer biogenen Herkunft sind manche Lebensmittel mit Schadstoffen sogar angereichert und damit für die Ernährung ungeeignet. Diese Lebensmittel können toxisch wirken und mitunter schwere gesundheitliche Störungen bewirken bzw. zum Tode führen.
Beispiele:

- **Blausäurehaltige** Lebensmittel (Mandeln, Bohnen, Holunderbeeren, Leinsamen, Bambussprossen u. a.)
- **Solaninhaltige** Lebensmittel (Kartoffeln und Tomaten); grüne Stellen der Kartoffel bzw. unreife, also grüne Tomaten. Bei Reifung (zunehmende Rotfärbung) geht das Solanin verloren. Grüne Stellen der Kartoffel ausschneiden!
- **Toxine** in Bohnen: Verschiedene Leguminosen enthalten für den Menschen giftige Stoffe, die aber meist durch entsprechende Behandlung dieser Lebensmittel (einweichen, abgießen des Wassers, längeres kochen) eliminiert werden.
- **Phytinsäure** in Getreide: Je höher der Ausmahlungsgrad des Getreides, d. h. je dunkler das Mehl, umso höher ist der Balaststoffanteil (Anstieg der Phytinsäure). Das beeinträchtigt z. B. die Resorbierbarkeit von Eisen und Kalzium und anderer Stoffe im Körper.

Eine Gefährdung der Gesundheit durch schadstoffhaltige Lebensmittel besteht lediglich bei bevorzugtem Verzehr größerer Mengen und bei unsachgemäßer Zubereitung.

6.3.1 Zusatzstoffe und E-Nummern

(Nach: Alsfeld, R.; Schwartau-Schuldt, S.: Was bedeuten die E-Nummern? Verbraucherzentrale Hamburg)
Zusatzstoffe befinden sich in sehr vielen Lebensmitteln und sind – fast alle – auf der Verpackung vermerkt. Es ist gesetzlich vorgeschrieben, die Bestandteile von fertigverpackten Lebensmittel in der sogenannten **Zutatenliste** aufzuführen. Sie enthält den Anteil der Menge in absteigender Reihenfolge, d. h., die größte Menge eines Zusatzstoffes, die im Lebensmittel enthalten ist, steht am Anfang, die geringste Menge am Schluß der Verpackungsaufschrift.
Früher sprach man von „Fremdstoffe", weil die Beimengungen dem eigentlichen Lebensmittel fremd sind. Der neue Begriff „Zusatzstoffe" täuscht darüber hinweg, daß diese Stoffe meist künstliche Beigaben darstellen.

Die Hersteller dürfen seit 1993 Zusatzstoffe in mehr Lebensmitteln und in höheren Konzentrationen verwenden.

Die **E-Nummern** stehen für Zusatzstoffe, die in allen Ländern der Europäischen Union gelten. In der EU sind 296 Zusatzstoffe zugelassen.

Grundsätzlich dürfen die bei uns zugelassenen Zusatzstoffe zwar nicht gesundheitsschädlich sein, doch kann nicht jedes Risiko ausgeschlossen werden. Vor allem über das Zusammenwirken der unterschiedlichen Stoffe und über Wechselwirkungen mit Umweltgiften, Schädlingsbekämpfungsmitteln und Arzneimitteln ist wenig bekannt.
Individuelle Empfindlichkeiten können zu Allergien oder anderen Krankheitserscheinungen führen. Häufig treten Wirkungen erst bei höheren Dosierungen auf oder stellen sich bei speziellen körperlichen und seelichen Belastungen ein.

Für eine gesunde Ernährung gilt: So wenig Zusatzstoffe wie möglich!

6.4 Abfallbeseitigung

Im Klinikbereich fallen überwiegend gesundheits- und umweltgefährdende Abfälle an. Diese müssen, ebenso wie explosive und brennbare Abfälle, gesondert gelagert und entsorgt werden.
Die anfallenden **Küchenabfälle** sind getrennt und außerhalb des Küchenbereichs (Stationsküche, Zentralküche) zu sammeln. Lebensmittelreste müssen baldmöglichst aus dem Küchenbereich entfernt werden.

Es sind unbedingt die küchenhygienischen Richtlinien zu beachten!

Lernkontrolle und Übungen

1. Nennen Sie die Grundregeln beim Umgang mit Lebensmitteln!
2. Wodurch können Lebensmittelvergiftungen entstehen? Nennen Sie Ursachen!
3. Was verstehen Sie unter Intoxikationspsychosen? Durch welche Noxen können diese Intoxikationspychosen hervorgerufen werden?
4. Welche Lebensmittel sind häufig Auslöser von allergischen Reaktionen?
5. Was verstehen Sie unter Zoonosen? Nennen Sie drei Beispiele!
6. Welche zwei Salmonellentypen rufen schwere Erkrankungen hervor?
7. Nennen Sie zwei Lebensmittel mit einem natürlich bedingten hohen Gehalt an chemischen Stoffen!

ANHANG

Die wichtigsten Vitamine (Schneider 1996):

Vitamin A bzw. Vorstufe Karotin:

Chemische und funktionelle Bezeichnung	Axerophthol; Epithelschutzvitamin, Antiinfektiöses Vitamin; Vitamin A kommt in freier Form (als Retinol) vor allem im tierischen Gewebe vor. Seine Vorstufen (Provitamine A) sind in Pflanzen enthalten und können in der Darmwand in Vitamin A umgewandelt werden. Das wichtigste Provitamin A ist das Beta-Carotin. Dabei gilt folgender Umrechnungsfaktor: 6 mg Beta-Carotin = 1 mg Retinol = 1 mg Retinoläquivalent.
Wirkungsweise	Für die normale Beschaffenheit und Funktion der Haut, Schleimhaut und anderer Deckzellen unentbehrlich; hemmt die Schilddrüsenfunktion; schützt die Leber; wahrscheinlich auch spezieller Einfluß auf das Körperwachstum. Es gilt als „Radikalfänger", da es die Zellen vor Angriffen der Freien Radikale schützt. In hohen Dosen zeigt Vitamin A (nicht die Vorstufen!) schwere Nebenwirkungen mit Kopfschmerzen und Hautveränderungen bis hin zu Lebervergrößerungen und Skelettveränderungen.
Natürliche Quellen	In Pflanzen als Vorstufe (Carotin) enthalten: Aprikosen, Bohnen, grüne Erbsen, Gerste, Kohl, Mohrrüben, Orangen, Pfirsiche, Salat, Spinat. Tierische Quellen: Lebertran, Butter, Eigelb, Vollmilch, Rahm, Käse; Vitamin A ist sehr sauerstoff- und lichtempfindlich. Zerkleinertes Gemüse daher nicht offen stehen lassen! Nur zugedeckt kochen.
Täglicher Bedarf	Erwachsene 0,9 mg Schwangere 1,2 mg Stillende 1,8 – 2 mg Kinder unter 1 Jahr 0,6 mg

Täglicher Bedarf	1 – 3 Jahre 0,6 mg 4 – 9 Jahre 0,8 mg 10 – 12 Jahre 0,9 mg Mädchen 13 – 20 Jahre 0,9 mg Junge Männer 16 – 20 Jahre 1,1 mg Ein Schulkind kann seinen Bedarf größtenteils durch einen halben Liter Milch decken. Die therapeutische Tagesdosis bei Erwachsenen kann bis zu 180 mg gesteigert werden.
Symptome bei Mangel	Trockenheit und Verhornung der Zellen, verschlechterte Wundheilung, verminderte Abwehrfähigkeit der Schleimhäute gegen Infektionen, Salzsäuresekretion des Magens reduziert, Durchfallneigung, Neigung zu Steinbildung, Deckzellenverhornung am Auge, Nachtblindheit
Besserung und Heilung folgender Erkrankungen	Krankhafte Verhornung der Haut (Schwielen, Hühneraugen, Hauthorn, Warzen); Trockenheit der Haut; Darier-Krankheit (erbl. Erkrankung mit Haut- und Schleimhautveränderungen); Akne vulgaris; Brüchigwerden der Nägel und Haare; Ichthyosis (Fischschuppenkrankheit); Verbrennungen; Röntgen- und Unterschenkelgeschwüre; Stinknase; Entzündung der Rachen- und Bronchialschleimhaut, des Kehlkopfes, der Mundschleimhaut, der Magenschleimhaut mit mangelhafter oder fehlender Magensäurebildung; Magen- und Zwölffingerdarmgeschwüre; Nachtblindheit; Hornhauterweichung und -eintrocknung; Basedow-Krankheit, Überfunktion der Schilddrüse; Leberzellschäden; bei Frühgeborenen; Verhütung von Steinbildung in den Harnwegen; Eintrocknung und Schrumpfung der äußeren weiblichen Geschlechtsorgane; nicht infektiöse Erkrankungen der Scheidenschleimhaut

Vitamin D_2 bzw. D_3:

Chemische und funktionelle Bezeichnung	Calciferol (Vitamin D_3 ist das natürlich vorkommende, der alten Bezeichnung entsprechende „Vitamin D"); Vitamin D_3 ist ein Bestrahlungsprodukt des 7,8-Dehydrocholesterins. Vitamin D_2 = Ergocalciferol, ein Bestrahlungsprodukt des Ergosterins. Antirachitisches Vitamin, „Sonnenvitamin"
Wirkungsweise	Regulation des Phosphor- und Kalkstoffwechsels, ermöglicht die Bildung des zur normalen Verknöcherung benötigten Kalk-Phosphor-Komplexes, fördert das Wachstum, Beziehung zur Nebenschilddrüse, die den Kalkstoffwechsel reguliert.

Natürliche Quellen	Leberöl von Meeresfischen (Lebertran in Dorsch, Thunfisch, Heilbutt), Milch, Ei, Butter, Pilze Hefe; Vitamin D ist sauerstoff- und säureempfindlich. Es wird durch Kochen und Konservieren kaum geschädigt.
Täglicher Bedarf	Erwachsene und Kinder 0,005 mg Schwangere und Stillende 0,01 mg Säuglinge 0,01 mg
Symptome bei Mangel	Die Vitamin-D-Bestände müssen laufend ergänzt werden, sonst tritt eine rasche Verarmung an Vitamin D ein. Beim Säugling und Kleinking führt Vitamin-D-Mangel zu Rachitis und zu verzögertem Zahndurchbruch. Die Zähne bleiben unterentwickelt, weisen Stellungsfehler und Schmelzdefekte auf. Beim älteren Kind und Erwachsenen treten Rachitissymptome auf, wie Verformungen des Brustkorbs, Beckens und der Gliedmaßen, rachitischer Rosenkranz und Knochenbrüche.
Besserung und Heilung folgender Erkrankungen	Vorbeugung und Behandlung der Rachitis; Krampfneigung bei Kindern; Förderung der Zahnentwicklung; Knochenerweichung und -entkalkung; chronischer Gelenkrheumatismus; chronische Ekzeme; Knochen-, Gelenk-, Haut- und Schleimhauttuberkulose (Lupus vulgaris); Frostbeulen

Vitamin E:

Chemische und funktionelle Bezeichnung	Tokopherol; Fruchtbarkeitsvitamin, Antisterilitätsvitamin
Wirkungsweise	Regulation der Hirnanhangsdrüse (Hypophyse) und damit Einfluß auf den Kohlenhydrat- und Wasserstoffwechsel sowie auf die Geschlechtsorgane. Es wirkt auf den Muskelstoffwechsel, die Kapillaren, indem es die Sprossung neuer Gefäße anregt und die krankhaft erhöhte Durchlässigkeit bessert. Regenerierende Wirkung auf das Bindegewebe. Vitamin E schützt vor einer Verengung der Halsschlagader und damit vor einem Schlaganfall.
Natürliche Quellen	Getreidekeime und Getreidekeimöl, Gemüse und Salate, Eidotter, Milch, Butter; Vitamin-E-haltige Nahrungsmittel nicht offen lagern. Licht- und Luftzutritt verursachen eine Dunkelfärbung.
Täglicher Bedarf	Säuglinge 4 mg Erwachsene 12 mg Schwangere und Stillende 14 – 17 mg Kinder im Wachstumsalter 6 – 12 mg

Symptome bei Mangel	Bei verschiedenen Tiergattungen führt ein Vitamin-E-Mangel zur teilweise irreversiblen Verkümmerung der Keimdrüsen (Geschlechtsorgane). Bei anderen Tiergattungen kommt es zur Verkümmerung und Entartung der gesamten Skelettmuskulatur, der inneren Organe und des Herzmuskels. Häufig trat auch eine Schädigung des Bindegewebes auf, insbesondere am Blutgefäßsystem. Das Fehlen von Vitamin E erzeugt beim Tier Leberverfettung und Blutungen. Beim Menschen sind die verschiedenen Mangelsymptome sehr schwer nachzuweisen.
Besserung und Heilung folgender Erkrankungen	Störungen der Fortpflanzungsorgane (Neigung zu Früh- und Fehlgeburten, schwache oder fehlende Menstruation, Beschwerden in den Wechseljahren und nach Schwangerschaft, mangelhafte Milchbildung); bei Frühgeborenen; Entwicklungs- und Wachstumsstörungen im Säuglingsalter; Erkrankungen des Nerven- und Muskelsystems (insbesondere Muskelschwäche nach Infektionen); Bindegewebserkrankungen (Hexenschuß, Schiefhals, Muskel- und Nervenrheumatismus); Herz- und Gefäßerkrankungen; unterstützend bei Parodontose; Stinknase; Unterschenkelgeschwüre

Vitamin K:

Chemische und funktionelle Bezeichnung	Phyllochinon; Blutungshemmendes, gerinnungsförderndes Vitamin
Wirkungsweise	Vitamin K ist in der Leber an der Bildung von Prothrombin beteiligt, das für die normale Blutgerinnung erforderlich ist.
Natürliche Quellen	Gemüse (Spinat, Blumenkohl- und Weißkohlblätter), Kartoffeln, Pflanzenöle, Früchte (Tomaten, Erdbeeren, Hagebutten), Leberfett; Vitamin K ist lichtempfindlich und unbeständig gegen Sauerstoff. Durch Kochen wird es nicht beeinträchtigt.
Täglicher Bedarf	Der Bedarf an Vitamin K ist nicht genau bekannt. Schätzwerte: Neugeborene 1 µg/Tag Säuglinge und Kleinkinder 1 µg/kg KG Erwachsene Männer 80 µg/Tag Frauen 65 µg/Tag
Symptome bei Mangel	Blutungsneigung durch • unzureichende Zufuhr mit der Nahrung, • Hemmung der Eigenproduktion durch krankhafte Darmbakterien,

	• Störung der Aufnahme aus dem Darm durch geschädigte Darmschleimhaut, • Funktionsstörung der Leber oder Galle; Blutungen im Unterhautzellgewebe, in der Muskulatur, im Darm und in anderen Organen
Besserung und Heilung folgender Erkrankungen	Blutungsneigung bei Mangel an Prothrombin, z. B. bei Verschluß der Gallenwege (Steine, Tumoren, chronische Entzündungen) und Leberzellschädigungen; Netzhautblutungen; hoher Blutdruck, Neigung zu Nasenbluten; vor Zahnextraktionen und Hals-Nasen-Operationen; prophylaktisch gegen Karies

Vitamin B_1:

Chemische und funktionelle Bezeichnung	Aneurin, Thiamin; Antineuritisches Vitamin, Antiberiberivitamin
Wirkungsweise	Gebunden an einen spezifischen Eiweißkörper, erfüllt das Vitamin B_1 eine wichtige Aufgabe im Kohlenhydratstoffwechsel, indem es in den Abbau und die Weiterverarbeitung der Kohlenhydrate eingreift (Zellatmung). Das Fehlen des Vitamins führt zur Anhäufung von Schlakkensubstanzen (z. B. Brenztraubensäure), die ihrerseits schwere Krankheitserscheinungen am Nervensystem verursachen. Vitamin B_1 ist eine ausgesprochene Aktionssubstanz des Nervensystems. Der Bedarf ist erhöht bei Muskelarbeit, starker Schweißbildung und überwiegender Kohlenhydratnahrung. Das Vitamin ist auch am Fett- und Eiweißstoffwechsel beteiligt.
Natürliche Quellen	Randschichten und Keimanlagen der Getreidearten, Reis, Hefe, Gemüse, Früchte, Kartoffeln, Leber, Niere, Kuh- und Frauenmilch; Vitamin B_1 ist empfindlich gegen Luft und Licht, aber relativ hitzebeständig (bis 105 °C).
Täglicher Bedarf	Männer 1,4 mg Frauen 1,2 mg Schwangere und Stillende 1,8 mg Kinder unter 1 Jahr 0,4 mg Kinder von 1 – 12 Jahre 0,6 – 1,4 mg Mädchen 13 – 20 Jahre 1,2 – 1,4 mg Junge Männer 16 – 20 Jahre 1,4 – 1,5 mg
Symptome bei Mangel	Als schwerste Störung gilt Beriberi, eine Krankheit mit Störung des Nerven- und Muskelgewebes sowie des Wasserhaushalts, mit schweren Schäden am Herzen und an den Blutgefäßen.

Symptome bei Mangel	Symptome bei Vitamin-B_1-Mangel: • Nerven: Kopfschmerzen, Müdigkeit, Kribbeln in den Händen und Füßen, Schlaflosigkeit, Schwitzen, Untertemperatur; • Magen-Darm: Appetitlosigkeit, Brechreiz, Erbrechen, Salzsäuremangel des Magensaftes, Schwäche der Magen- und Darmfunktion, Verstopfung; • Muskel: Allgemeinschwäche, Muskelschwund, Lähmungserscheinungen, Wadenkrämpfe; • Kreislauf: Atemnot, Herzklopfen, Herzerweiterung, Herzschwäche
Besserung und Heilung folgender Erkrankungen	Beriberi (bei uns sehr selten), Symptome der Vorstadien (Allgemeinschwäche, Appetitlosigkeit, Leistungsschwäche, Müdigkeit, allgemeine Unlust); Therapie mit Vitamin B_1 allein oder in Kombination als Vitamin-B-Komplex bzw. mit anderen Medikamenten bei Nervenentzündungen und -lähmungen, Muskellähmungen, Folgezustände nach Diphtherie, Kinderlähmung, Gürtelrose, Schwangerschaftsbeschwerden, zur Verkürzung der Geburtsdauer und Dämpfung der Geburtsschmerzen, Depressionen, herabgesetzte geistige Spannkraft. Bei Kindern fördert die fortgesetzte Verabreichung von täglich 2 mg Aneurin die geistige Entwicklung.

Vitamin B_2:

Chemische und funktionelle Bezeichnung	Lactoflavin, Riboflavin; Wachstumsvitamin, Schutzstoff
Wirkungsweise	Im Entwicklungsalter fördert Vitamin B_2 das Wachstum und die Gewichtszunahme. Als ein Enzymbestandteil aktiviert es wie das Vitamin B_1 die Zellatmung. Vitamin B_2 ist auch am Abbau und den Verbrennungsvorgänge im Zucker- und Eiweißstoffwechsel beteiligt. Der hohe Gehalt der Netzhaut an Vitamin B_2 belegt seine Beteiligung am Sehvorgang.
Natürliche Quellen	Hefe, Getreidekeime, Gemüse, Früchte, Käse, Hühnerei, Milch, Fisch, Fleisch, Rogen, Eingeweide; Vitamin B_2 ist sehr lichtempfindlich (besonders UV-Strahlen). Gemüse nicht einweichen und in knapp bemessener Wassermenge nur kurz kochen oder dünsten.
Täglicher Bedarf	Männer 1,7 mg Frauen 1,5 mg Schwangere 1,8 mg Stillende 2,3 mg

	Kinder bis 12 Jahre 0,8 – 1,5 mg
Symptome bei Mangel	Einstellung des Wachstums und der Gewichtszunahme, Schädigungen an der Haut und Schleimhäuten sowie an den Sehorganen. Besondere Bedeutung kommt dem Vitamin B_2 in der Schwangerschaft und Stillzeit zu.
Besserung und Heilung folgender Erkrankungen	Gewichtsabfall beim Säugling; zahlreiche Störungen der Magen-Darm-Funktion, Sehstörungen, Haut- und Schleimhauterkrankungen. Vitamin B_2 wird meist als Vitamin-B-Komplex verabreicht.

Niacin:

Chemische und funktionelle Bezeichnung	Nikotinsäureamid, Nikotinamid; Pellagraschutzstoff, PP-Faktor
Wirkungsweise	Wie Vitamin B_1 und B_2 Bildet die Nikotinsäure einen Bestandteil wichtiger Enzyme, und zwar der Wasserstoffüberträger beim Auf- und Abbau der Kohlenhydrate, der Alkohole und Fettsäuren. Die Nikotinsäure bzw. das Nikotinsäureamid ist ferner an der Blutbildung beteiligt und für die normale Funktion der Verdauungsorgane, des Nervensystems und der Haut unentbehrlich. Für viele Kleinlebewesen, z. B. Bakterien, ist Niacin ein wichtiger Wachstumsstoff.
Natürliche Quellen	Hefe, Getreide, Früchte, Gemüse, Milch, tierische Organe; Nikotinsäureamid ist hitzebeständig und unempfindlich gegen Licht und Sauerstoff. Vorsicht vor Natron.
Täglicher Bedarf	Männer 18 mg Frauen 15 mg Schwangere und Stillende 17 – 20 mg Kinder unter 1 Jahr 5 – 6 mg Kinder von 1 – 12 Jahren 9 – 15 mg Mädchen im Reifealter 14 – 16 mg Jungen im Reifealter 15 – 20 mg
Symptome bei Mangel	Schwere Stoffwechselstörungen, die sich auf das Nervensystem, den Magen-Darm-Kanal, und die Haut erstrecken; das Vollbild der Erkrankung nennt man Pellagra. Mangelsymptome: • Nervensystem: Unruhe, Nervosität, Müdigkeit, Vergeßlichkeit, Verstimmungen, Ängstlichkeit, Neigung zu Erregungszuständen • Verdauungsorgane: Entzündungen der Mund- und Rachenschleimhaut, Appetitverlust, Erbrechen, Durchfall, Leberfunktionsstörungen

Symptome bei Mangel	• Haut: Entzündungen an Händen und Füßen, Hals, Nacken und Gesicht
Besserung und Heilung folgender Erkrankungen	Pellagra und ähnliche Zustände; Haut- und Schleimhauterkrankungen aufgrund von Nahrungsmangel, Vergiftung und Medikamenten, die auch in der Mundhöhle oder im Magen-Darm-Trakt lokalisiert sein können; nervöse und seelische Verstimmungen;

Pantothensäure:

Chemische und funktionelle Bezeichnung	Filtratfaktor
Wirkungsweise	Die Pantothensäure hat Funktionen im Eiweiß- und Fettstoffwechsel, ist notwendig zur Entgiftung von Fremdsubstanzen (z. B. Medikamente) sowie für den Aufbau und die Funktion der Gewebe. Sie ist beteiligt an der Erhaltung der Abwehrkraft der Haut und Schleimhäute sowie am normalen Ablauf der Stoffwechselvorgänge in der Haut und ihren drüsigen Anhangsgebilden. Pantothensäure fördert das Wachstum und die Farbgebung der Haare.
Natürliche Quellen	Hefe, Sojamehl, Reiskleie, Kartoffeln, Getreide, Gemüse, Früchte, Leber, Niere, Muskelfleisch; Pantothensäure ist licht- und luftbeständig.
Täglicher Bedarf	Erwachsene 6 mg Säuglinge 2 – 3 mg Kinder von 1 – 12 Jahren 4 – 6 mg Jugendliche 6 mg Schwangere und Stillende 6 mg
Symptome bei Mangel	Stoffwechselstörungen, Funktionsstörungen der Nebennierenrinde, Haarentfernung und -ausfall, Hauterkrankungen (bei Mitbeteiligung anderer Faktoren)
Besserung und Heilung folgender Erkrankungen	Mundschleimhauterkrankungen; entzündliche und allergische Atemwegserkrankungen; Funktionsstörungen des Magen-Darm-Kanals und der Leber; entzündliche und allergische Hauterkrankungen (Ekzeme, Juckreiz, Sonnenbrand); Erkrankungen der haarbildenden Organe (fleckförmiger oder totaler Haarausfall, Trockenheit, Brüchigkeit, Entfärbung der Haare); Schuppenbildung; Brand-, Extraktions-, Schürf- und infizierte Wunden, Geschwüre und Fissuren

Vitamin B_6:

Chemische und funktionelle Bezeichnung	Pyridoxinhydrochlorid, Adermin
Wirkungsweise	Das Vitamin B_6 ist ein notwendiger Faktor im Eiweiß und damit im Zellstoffwechsel, insbesondere als Regulator des Gewebestoffwechsels der Leber, des Nervensystems und der Haut. Für viele Kleintiere, Bakterien und Hefen wirkt es als Wachstumsvitamin, bei der Ratte verhütet es Hautentzündungen.
Natürliche Quellen	Hefe, Getreide, grüne Gemüse, Milch, Eigelb, Muskelfleisch; Vitamin B_6 ist sehr lichtempfindlich. Nahrungsvorräte deshalb im Kühlschrank oder in einer dunklen Kellerecke lagern.
Täglicher Bedarf	Frauen 1,6 mg Männer 1,8 mg Säuglinge 0,3 – 0,6 mg Kinder 0,9 – 1,8 mg Jugendliche 2,1 mg Schwangere 2,6 mg Stillende 2,2 mg
Symptome bei Mangel	Spezifische Ausfallerscheinungen sind beim Menschen bis heute nicht bekannt. Die klinische Beobachtung ergab Heilergebnisse bei verschiedenen Nervenerkrankungen und bei Schwangerschaftserbrechen. Vitamin B_6 ist ein Zusatzfaktor bei der Heilung der Pellagra.
Besserung und Heilung folgender Erkrankungen	Nervöse Begleiterscheinungen bei Pellagra und Beriberi (Abgeschlagenheit, Müdigkeit, Nervosität, Reizbarkeit, Magenkrämpfe, Muskelschwäche und -starre); schwere organische Nervenerkrankungen; Schwangerschaftserbrechen; Schäden durch Röntgenstrahlen

Vitamin B_{12}:

Chemische und funktionelle Bezeichnung	Antiperniziosaprinzip; Bemerkenswert ist der Kobaltgehalt.
Wirkungsweise	Vitamin B_{12} ist zur Blutbildung und normalen Funktion des zentralen Nervensystems neben anderen Faktoren (z. B. Folsäure) erforderlich. Das Vitamin ermöglicht die volle Ausnutzung der Eiweißkörper und wird derzeit als der wirksamste biologische Stoff angesehen.
Natürliche Quellen	Hühnerherz, Leberpastete, Schaffleisch, Rinderniere, Rinderherz, Hering, Thunfisch, Rotbarsch, Bückling;

Natürliche Quellen	Das Vitamin fehlt völlig in Obst, Gemüse, Salaten, Kleie, Getreidemehlen und Pflanzensamen. Geringe Mengen findet man in Pflanzenwurzeln, da sie es aus den Bodenbakterien aufnehmen. Das Stehenlassen der Vitamin-B_{12}-haltigen Nahrungsmittel im hellen Tageslicht unbedingt vermeiden. Colibakterien sind die einzigen Lebewesen, die Vitamin B_{12} erzeugen.
Täglicher Bedarf	Erwachsene 0,003 mg Säuglinge 0,0003 – 0,0008 mg Kinder und Jugendliche 0,001 – 0,003 mg Schwangere und Stillende 0,003 – 0,004 mg
Symptome bei Mangel	Blutbildungs- und Nervenstörungen, insbesondere Verminderung des Blutfarbstoffs, der Zahl der roten und weißen Blutkörperchen und der Blutplättchen
Besserung und Heilung folgender Erkrankungen	Perniziöse Anämie und andere ähnliche Bluterkrankungen (z. B. nach Magenoperation); Schwächezustände nach OP; Infektionskrankheiten; Magen-Darm-Erkrankungen; Das Vitamin verbessert die Verwertung der Folsäure zur Bildung von Folsäure-Coenzymen. Strenge Vegetarier, die alle Lebensmittel tierischen Ursprungs ablehnen, nehmen sehr geringe Mengen an Vitamin B_{12} auf, häufig findet man auch Mangelsymptome, besonders nervöser Art.

Folsäure:

Chemische und funktionelle Bezeichnung	Vitamin M, Vitamin Bc, Folinsäure
Wirkungsweise	Zusammen mit anderen Faktoren (z. B. Vitamin B_{12}) unterstützt Folsäure die Bildung und Ausreifung der roten Blutkörperchen. Sie scheint auch für die normale Funktion der Schleimhäute des Magen-Darm-Trakts notwendig zu sein.
Natürliche Quellen	Milch, Käse, Leber, Niere, Muskelfleisch, dunkles Blattgemüse, Blumenkohl, Spinat; Zahlreiche Kleinlebewesen können Folsäure bilden. Folsäure wird durch Sonnenlicht und UV- Strahlen zerstört. Nahrungsmittel nicht zerkleinert an der Luft stehen lassen. Zudecken und nur kurz kochen.
Täglicher Bedarf	Erwachsene 0,3 mg Säuglinge 0,04 mg Kinder und Jugendliche 0,06 – 0,3 mg Schwangere 0,6 mg

	Stillende 0,5 mg
Symptome bei Mangel	Wachstumshemmung, Verminderung des roten Blutfarbstoffs, der Zahl der roten Blutkörperchen und der zur Gerinnung notwendigen Blutplättchen (siehe Vitamin B_{12})
Besserung und Heilung folgender Erkrankungen	Siehe Vitamin B_{12}

Orotsäure:

Chemische und funktionelle Bezeichnung	Vitamin B_{13}, Uracil-4-Carbonsäure
Wirkungsweise	Orotsäure hat einen wachstumssteigernden Effekt. Sie fördert den Eiweißaufbau und unterstützt das Vitamin B_{12} in seiner Wirkung auf den Nukleinsäurestoffwechsel.
Natürliche Quellen	Schaf- und Ziegenmilch, Hefe, Leber
Täglicher Bedarf	Der Tagesbedarf ist noch nicht genau ermittelt. Empfohlene Menge 50 – 200 mg
Symptome bei Mangel	Bei Mangel oder völligem Fehlen treten Wachstumsstörungen, Störungen der Darmbakterienflora und des Eiweißstoffwechsels auf.
Besserung und Heilung folgender Erkrankungen	Leberzellschädigungen; Dysbakterie; Wachstums- und Regenerationsstörungen; zur Hemmung und Entgiftung krebserzeugender Substanzen

Vitamin B_{15}:

Chemische und funktionelle Bezeichnung	Pangaminsäure, Pangamsäure, Pangametin
Wirkungsweise	Vitamin B_{15} soll die Zelloxydationsvorgänge fördern und am oxydativen Aufbau der Glukose beteiligt sein.
Natürliche Quellen	Aprikosenkerne, pflanzliche Samen, Reiskleie
Täglicher Bedarf	Schätzungsweise weniger als 2 mg; therapeutisch 15 mg (3 × 5 mg) tägl.
Symptome bei Mangel	Zelloxydationsstörungen, aber im einzelnen noch nicht genügend bekannt

Besserung und Heilung folgender Erkrankungen	Herz-Kreislauf-Störungen; Stoffwechsel- bzw. Atmungsstörungen des Herzmuskels; rheumatische Erkrankungen

Vitamin H:

Chemische und funktionelle Bezeichnung	Biotin, Bios II, Bios IIb, Coenzym R; Antiseborrhoisches Vitamin, Hautschutzvitamin, Hautfaktor
Wirkungsweise	Vitamin H hat in Form von biotinhaltigen Enzymen umfangreiche Funktionen im Eiweiß-, Fett- und Kohlenhydratstoffwechsel, die im einzelnen noch nicht zu übersehen sind. 1 mg Biotin auf 400 000 l Wasser verteilt kann noch als Wuchsstoff für Hefen wirken!
Natürliche Quellen	In freier Form: Blattgemüse, Früchte, Reiskleie, Milch; An Eiweiß gebunden: Pflanzensamen, Hefe, tierische Organe (Leber, Niere, Nebenniere, Muskulatur, Gehirn), Eigelb; Biotin ist hitzebeständig (bis 200 °C), aber lichtempfindlich (UV-Strahlen).
Täglicher Bedarf	Kinder 0,01 – 0,03 mg Erwachsene 0,03 – 0,1 mg
Symptome bei Mangel	Trockene, schilfrige Haut, Versiegen der Talgproduktion, Verkümmerung der Zungenpapillen, Ansteigen des Cholesterin im Blut, Entwicklung einer zunächst feinschuppigen, später fleckigschuppigen Hautentzündung (Dermatitis), wobei die befallenen Partien allmählich fahlgrau werden. Allgemeinerscheinungen: Appetitlosigkeit, Müdigkeit, Depression, Übelkeit, Muskelschmerz, Empfindungsstörungen der Hautnerven, Hämoglobinabfall
Besserung und Heilung folgender Erkrankungen	Leiner-Krankheit (Säuglingsschälflechte); Talgdrüsenerkrankung der Haut; Akne vulgaris; Dystrophie der Haut und Schleimhäute; Nagelwachstumsstörungen; evtl. Ergrauen der Haare

Vitamin P:

Chemische und funktionelle Bezeichnung	Rutin, Vitamin-P-Faktor; Permeabilitätsvitamin
Wirkungsweise	Rutin setzt die Durchlässigkeit der Kapillaren herab und erhöht ihre Widerstandsfähigkeit. Es unterstützt die Vitamin-C-Wirkung und greift in die Zellatmungsvorgänge ein.

Natürliche Quellen	Blätter, Buchweizen, Früchte (Zitrusfrüchte), schwarze Johannisbeeren, Paprika, Hagebutten
Täglicher Bedarf	Noch nicht festgelegt; nach Schätzungen 50 mg für Erwachsene
Symptome bei Mangel	Gefäßdurchlässigkeit, Ödembereitschaft, Abnahme der Kapillarresistenz, Neigung zu Gewebsblutungen
Besserung und Heilung folgender Erkrankungen	Gefäßbrüchigkeit; Blutungsneigung (hämorrhagische Diathesen, Glaskörperblutungen, Nasenbluten, Netzhautblutungen, Zahnfleischblutungen)

Vitamin C:

Chemische und funktionelle Bezeichnung	Ascorbinsäure; Antiskorbutisches Vitamin
Wirkungsweise	Das Vitamin C ist ein für den gesamten Zellstoffwechsel notwendiger Wasserstoffüberträger. Es ist von Bedeutung für die Energieverwertung und für die Nebennierenrindenfunktion. Es aktivierter ferner zahlreiche Enzyme und stärkt die natürliche Abwehrkraft gegen Infektionen, inaktiviert Gifte oder setzt ihre Wirkung herab. Es verbessert die Aufnahmefähigkeit für Eisen und regt die Knochenmarksfunktion an. Außerdem ist es notwendig für zahlreiche Funktionen des Bindegewebes. Es ist von ähnlich universeller Bedeutung wie das Vitamin B_1 und hat wie dieses grundlegende Aufgaben im Zellstoffwechsel.
Natürliche Quellen	Vitamin C kommt in allen lebenden Geweben vor. Einen hohen Gehalt weisen auf: frische Früchte, Gemüse und Salate, insbesondere Apfelsine, Zitrone, Hagebutte, Sanddornbeere, Paprika, schwarze Johannisbeere, Nebenniere und andere Hormondrüsen, Leber, Auge, Milch. Sauerstoff, Hitze, Licht sowie einige Enzyme zerstören die Ascorbinsäure. Nahrungsmittel im Kühlschrank aufbewahren. Bei ungeeigneter Lagerung und Zubereitung von Gemüse geht der Vitamin-C-Gehalt stark zurück.
Täglicher Bedarf	Männer 75 mg Frauen 75 mg Schwangere 100 mg Stillende 125 mg Kinder und Jugendliche 75 mg
Symptome bei Mangel	Da der Organismus kein Vitamin C aufbauen kann, ist er gegen eine ungenügende Zufuhr mit der Nahrung sehr empfindlich. Es treten sehr bald Störungen im Allgemeinbefinden,

Symptome bei Mangel	Appetitlosigkeit, Schwäche, Schweregefühl in den Beinen, Anfälligkeit gegen Infektionen und Blutarmut auf. Auch das Wachstum ist beeinträchtigt. Diese Symptome sind als Vorzeichen des Skorbut zu werten. Skorbut ist die typische Vitamin-C-Mangelkrankheit (Möller-Barlow-Krankheit beim Säugling). Das Krankheitsbild ist gekennzeichnet durch überall auftretende kleine bis größere Blutungen und das weiche, aufgequollene Zahnfleisch. Häufig lockern sich die Zähne und fallen aus. Vorzeichen: Zahnfleischblutungen. Mangelhafte Vitamin-C-Zufuhr durch • Denaturierung der Nahrung, • starker Mehrverbrauch durch Anstrengung, • Infektion, Schwangerschaft, Stillzeit, Wachstum, Alter; „Frühjahrsmüdigkeit" ist eine typische Erscheinung des Vitamin-C-Mangels.
Besserung und Heilung folgender Erkrankungen	Da Vitamin C ein fast universeller Aktivator der Zellfunktionen ist, ergibt sich sein außerordentlich großer Anwendungsbereich: Skorbut und den Vorstadien (Allgemeinschwäche, Blutungsneigung, Zahnfleischerkrankungen, Schädigung des Zahnhalteapparats); Steigerung der Abwehrkraft bei Infektionen und Vergiftungen; rheumatische Erkrankungen; tuberkulöse Infektionen; Störungen der Blutneubildung im Knochenmark; Magen-Darm-Störungen; Beschleunigung der Wundheilung; Zusatz zu Diätkostformen; Kinderheilkunde: Entwicklungs- und Verdauungsstörungen, mangelhafte Knochenbildung, Störung der Zahnbildung; Keuchhusten (Milderung durch große Vitamin-C-Mengen); Chirurgie: zur Unterstützung der Knochen- und Wundheilung; Zahnheilkunde: Schleimhautentzündungen, Zahnfleischerkrankungen, Zahnlockerungen, Schädigungen des Zahnhalteapparats, als Unterstützung der Wundheilung nach Zahnextraktionen; Während der Schwangerschaft und Stillzeit auf reichliche Vitamin-C-Zufuhr achten. Die künstliche Säuglingsnahrung mit natürlichen Vitamin-C-Trägern (Fruchtsäfte) anreichern.

Die wichtigsten Mineralstoffe (Schneider 1996):

Mineralstoff	Vorkommen	Tagesbedarf	Menge im Organismus	Funktionen im Organismus
Natrium	Kochsalz	1 – 3 g	77 – 100 g	Regulation der Gewebsspannung, Erregbarkeit von Muskeln und Nerven, Balance des Wasserhaushaltes in Blut und Gewebe
Kalium	Obst, Gemüse, Körnerfrüchte	3 – 4 g	100 – 150 g	Regulation der Spannung in den Körperzellen, Erregbarkeit von Muskeln und Nerven
Kalzium	Grüne Gemüse, Milch, Milchprodukte, Eigelb	0,8 – 1,2 g	1 000 g	Durchlässigkeit der Zellwände, Blutgerinnung, Herztätigkeit, Aufbau von Knochen und Zähnen, Erregbarkeit von Muskeln und Nerven
Magnesium	Grüne Gemüse, Mandeln, Nüsse	0,2 – 0,4 mg	20 g	Erregbarkeit von Muskeln und Nerven, Bestandteil von Enzymen
Eisen	Leber, Kartoffeln,. Eier, Grünkohl, Spinat, Sesam, Sojabohnen, Brotgetreide	10 – 15 mg	5 g	Bestandteil des Blutfarbstoffs, Sauerstofftransport, Enzymbestandteil, fördert die Konzentration und stärkt das Gedächtnis
Phosphor (Phosphat)	Milch, Milchprodukte, Hülsenfrüchte	0,8 – 1,6 g	700 g	Bestandteil von Energie übertragenden Enzymen, Aufbau von Knochen und Zähnen, Bestandteil der Zellkerne

Schwefel (Sulfat)	Eier, Fleisch	Noch nicht festgelegt	150 g	Beteiligung am Eiweißaufbau und an Entgiftungsprozessen, Enzymbestandteil
Chlor (Chlorid)	Kochsalz	1 – 3 g	120 g	Regulation der Gewebsspannung und des Wasserhaushalts, Salzsäurebildung im Magen

Die wichtigsten Spurenelemente (Schneider 1996):

Spurenelement	Vorkommen	Tagesbedarf	Menge im Organismus	Funktionen im Organismus
Kupfer	Leber, Eigelb, Fisch, Roggen	2 – 4 mg	80 – 100 mg	Beteiligung am Aufbau des Blutfarbstoffs, Sauerstofftransport, Enzymbestandteil
Jod	Meerwasser, Milch, Weizen, Salat, Fisch	0,15 mg	10 – 20 mg	Bestandteil der Schilddrüsenhormone, Regelung des Grundumsatzes
Fluor (Fluorid)	Erbsen, Hafer, Hirse, Weizen, Leber	0,5 – 4,0 mg	je nach Alter	2 – 6 g in den Knochen Prophylaktisch gegen Karies, festigt den Zahnschmelz
Zink	Erbsen, Hafer, Weizen	10 – 15 mg	1,4 – 2,1 g	Insulinaufbau, Aktivierung des Immunsystems
Mangan	Spinat, Hafer, Weizen, Leber	2 – 5 mg	10 – 40 mg	Enzymbestandteil, steigert die Verwertung von Vitamin B_1
Kobalt	Getreide, Hülsenfrüchte, Leber	0,005 mg	1,5 mg	Blutzellenbildung, Bestandteil des Vitamin B_{12}

Chrom	Bierhefe, Weizenkeime, Honig, Kalbsleber	ca. 50 – 200 µg	1,7 mg	Verbessert die Glukosetoleranz bei Diabetes und die Reaktion des Gewebes auf Insulin, Beziehung zur Arteriosklerose?
Molybdän	Hülsenfrüchte, Hafer, Weizen, Nüsse	25 – 250 µg	9,3 mg	Bestandteil von Enzymen
Selen	Trinkwasser, je nach Bodenbeschaffenheit	100 µg	10 – 15 mg	Bestandteil von Enzymen, Stimulierung des Immunsystems, beugt Herz-Kreislauf-Erkrankungen vor

LITERATUR-VERZEICHNIS

1. AID, Verbrauerdienst informiert, Heft 3132, Großküchenhygiene, Bonn 1993
2. Alsfeld, R./Schwartau-Schuldt, S.: Was bedeuten die E-Nummern?, – Lebensmittel-Zusatzstoffliste – Verbraucher-Zentrale Hamburg e. V.
3. Autorenkollektiv: Roche-Lexikon der Medizin. Auflage (1993), Verlag Urban & Schwarzenberg, München, Wien, Baltimore
4. Bäßler, K.-H.: Grundbrgriffe der Ernährungslehre, Auflage (1987), Erschienen in Heidelberger Taschenbücher Bd. 119, Springer-Verlag, Berlin, Heidelberg, New York
5. Juchli, Liliane: Pflege, Praxis und Theorie der Gesundheits- und Krankenpflege, Auflage (1994), Georg Thieme Verlag, Stuttgart, New York
6. Kaathoven, Netty van: Die Ernährung Gesunder und Kranker, Auflage (1995), Eicanos Verlag, Bocholt
7. Karlson, Peter: Kurzes Lehrbuch der Biochemie für Mediziner und Naturwissenschaftler, Auflage (1988), Georg Thieme Verlag, Stuttgart, New York
8. Kasper, Heinrich: Ernährungsmedizin und Diätetik, Auflage (1991), Verlag Urban & Schwarzenberg, München, Wien, Baltimore
9. Ketz, Hans-Albrecht: Grundriß der Ernährungslehre, Auflage (1984), Verlag Gustav Fischer, Jena
10. LMBG (Lebensmittel- und Bedarfsgegenständegesetz). In der Bekanntmachung vom 8. Juli 1993, BGBl. III 2125-40-1-2
11. Netolitzky, H./Füeßl, H.: Innere Medizin in Frage und Antwort, Auflage (1992), Georg Thieme Verlag, Stuttgart, New York
12. Rapoport, S. M.: Medizinische Biochemie, Auflage (1983), Verlag Volk und Gesundheit, Berlin
13. Roper, Nancy: Die Elemente der Krankenpflege, Auflage (1993), Recom Verlag, Basel, Eberswalde
14. Schiefele/Staudt/Dach: Praxis der Altenpflege, Auflage (1992), Verlag Urban & Schwarzenberg, München, Wien, Baltimore
15. Schlieper, Cornelia A.: Grundfragen der Ernährung, Auflage (1992), Verlag Handwerk und Technik, Hamburg
16. Schneider, Dr. med. E.: Nutze die Heilkraft unserer Nahrung, Auflage (1996), Saatkorn Verlag, Lüneburg
17. Spegg, Horst: Ernährungslehre und Diätetik, Auflage (1989), Deutscher Apotheker Verlag, Stuttgart
18. Ungerer, Prof. Dr. Otto (Hrsg.): Altenpflege und Geriatrie, Auflage (1995), Verlag Handwerk und Technik, Hamburg
19. Vetter, Karl: Krankenernährung, Grundlagen und Praxis, Auflage (1991), Verlag Gesundheit, Berlin
20. Wagner, Dr. Bernd: Der umweltbewußte Hotel- und Gaststättenbetrieb, Auflage (1993), Hrsg. Hessisches Ministerium für Umwelt, Energie und Bundesangelegenheiten

SACHWORTVERZEICHNIS